Die Kraft aus der Kälte

Ganzkörperkältetherapie bei -110 ° Celsius

Eine physikalische Kurzzeittherapie mit Langzeitwirkung

Prof. Dr. sc. med. Winfried Papenfuß

Edition k www.edition-k-verlag.de

1. Auflage August 2005

ISBN 3-938912-01-4

Umschlaggestaltung, Satz, Grafiken: Edition k
Umschlagmotiv »Eisbär«: digitalvision
Druck: Frischmann Druck und Medien, Amberg

Wichtiger Hinweis:
Medizinische Erkenntnisse und die daraus resultierenden Behandlungsmethoden unterliegen durch neue Forschungsergebnisse einem ständigen Wandel und ständiger Ergänzung. Trotz sorgfältiger Erarbeitung des Buchs kann deshalb vom Autor und vom Verlag keine Gewähr für die beschriebenen Behandlungsmethoden, die Dosierungsempfehlungen, Anwendungshinweise und Wirkungen übernommen werden. Jede Haftung durch Herausgeber und Autor ist ausgeschlossen. Der Leser sollte in jedem Fall vor Anwendung der Therapie unbedingt eine ärztliche Entscheidung bzw. ärztlichen Rat einholen.

Danksagung

Für die Förderung des Projekts bin ich den Herren Vincent Künig und Mag. Engelbert Künig sowie Herrn Bernd Zimmer außerordentlich dankbar. In gleicher Weise darf ich mich an Herrn Friedrich Kehrer, M.A. und Herrn Dipl.-Ing. (FH) Armin Weitzel wenden, die mit Engagement und vielen guten Ratschlägen das Manuskript zum Buche machten.

Winfried Papenfuß

Inhalt

Vorwort

Liebe Leserin, lieber Leser,
die Ganzkörperkältetherapie ist nicht nur eine sehr wirksame Therapie, sie ist auch angenehm erfrischend, gemütsaufhellend, wirkt leistungssteigernd und stärkt das Selbstvertrauen.

Seit ihrer erstmaligen Anwendung sind etwa 25 Jahre vergangen. Inzwischen, besonders in den letzten 10 Jahren, hat sie in Europa eine weite Verbreitung gefunden. Sie ist im therapeutischen Repertoire von akademischen Kliniken, Akutkrankenhäusern, Rheumatologischen Zentren, Rehabilitationskliniken, Kurzentren, ärztlichen Niederlassungen, Sportvereinen und auch sportmedizinischen Institutionen vertreten.

Mit dem Erkenntniszuwachs zu den Wirkungsprinzipien der Ganzkörperkältetherapie hat sich auch ihr Anwendungsspektrum zunehmend erweitert. Während ursprünglich nur die immunvermittelten chronisch-entzündlichen Gelenkerkrankungen – darunter vor allem die Rheumatoide Arthritis und der Morbus Bechterew – im Mittelpunkt standen, wissen wir heute diese Therapie bei einer ganzen Reihe weiterer Erkrankungen mit Erfolg einzusetzen. Dazu gehören weitere Autoimmunerkrankungen – wie die Schuppenflechte und die Multiple Sklerose –, Arthrosen, Wirbelsäulensyndrome, chronische Schmerzen unterschiedlicher Ursache, spastische Lähmungen der Muskulatur, asthmatische Erkrankungen, die Neurodermitis und Störungen des zentralen Aktivitätsniveaus. Zunehmend gewinnt auch im Bereich des Sports die leistungssteigernde Komponente der Ganzkörperkälteanwendung an Bedeutung.

In meinen zahlreichen Vorträgen, die ich vor allem in Österreich, aber auch in Deutschland, Frankreich und Polen vor Ärzten und Patienten zur Ganzkörperkältetherapie gehalten habe, wurde ich immer wieder gebeten, doch meine Erfahrungen in der Anwendung dieser Behandlungsmethode und ihre Wirkungsprinzipien nach Möglichkeit einer breiteren Öffentlichkeit zugänglich zu machen.

Dieses Buch wendet sich sowohl an meine geschätzten Kolleginnen und Kollegen als auch Physiotherapeuten, Trainer, Leistungssportler und – nicht zuletzt – an den medizinisch interessierten Patienten.

Gerade der Patient, der bezüglich der angestrebten Therapie urteilsfähig sein will, sich aktiv in den Therapieprozess einbringen und aus ihm einen möglichst hohen Nutzen ziehen möchte, kann sich mit Hilfe dieses Buchs einen vertieften Einblick in die Wirkungsweise der Ganzkörperkältetherapie verschaffen. Die Frage, wie man mit ihrer Hilfe den krankheitsbedingt oftmals hohen Bedarf an Medikamenten reduzieren kann, ist für den Patienten ebenso interessant wie für den behandelnden Arzt.

Die Quellen für dieses Buch sind

- die physiologischen, speziell die thermo-, neuro- und muskelphysiologischen Erkenntnisse, auf deren Grundlage die Ganzkörperkältetherapie entwickelt und vervollkommnet wurde,
- klinische und sportphysiologische Untersuchungen sowie
- meine persönlichen Erfahrungen in der Anwendung dieser Methode.

Nach einer kurzen historischen Einleitung werde ich Sie mit den Wirkungsmechanismen der Ganzkörperkältetherapie, den Indikationen und Gegenindikationen, den spezifischen Fragestellungen dieser Therapie bei den einzelnen Erkrankungen, ihrer Nutzung zur Leistungssteigerung sowie mit dem Therapieablauf vertraut machen. Auf die theoretischen Grundlagen und die Krankheitsbilder wird nur insoweit eingegangen, als es für das Verständnis der Kältetherapie erforderlich ist.

Ich war bemüht, das Buch so zu schreiben, dass es nicht nur dem Arzt, sondern auch dem medizinisch interessierten Patienten verständlich ist. Nicht immer war das im vollen Umfang möglich, besonders dann, wenn es notwendig erschien, allzu große Vereinfachungen zu vermeiden. Ich darf deshalb alle Leserinnen und Leser, die keine medizinische Vorbildung besitzen, bitten, die Erläuterungen zu Fachbegriffen im angefügten Glossar helfend zu nutzen.

Die Ausführungen in diesem Buch ersetzen in keinem Fall die sorgfältige ärztliche Indikationsstellung und die Beachtung der in den einzelnen kältetherapeutischen Zentren getroffenen Sicherheitsvorkehrungen sowie die ärztliche Verordnung der Ganzkörperkältetherapie in Verbindung mit anderen Behandlungen.

Die vielerorts engagiert geführte Forschung wird in den nächsten Jahren ganz sicher dazu beitragen, dass die kausale Wirkungskette der Ganzkörperkältetherapie zunehmend geschlossen werden kann.

Pinnow, Mai 2005 Der Autor

1. Kurzer historischer Abriss

Die lokale, auf einen bestimmten Körperbereich begrenzte Anwendung von Kälte zur Linderung körperlicher Leiden ist ein sehr altes therapeutisches Prinzip, das die Volksmedizin verschiedener menschlicher Kulturen des Altertums hervorgebracht hat. Wie Überlieferungen bestätigen, propagierten Ärzteschulen im antiken Griechenland, Persien und auch Rom die Kälte (Schnee, Eis-Wassergemische, kaltes Wasser) zur Behandlung einer ganzen Reihe von Erkrankungen.

Im „Corpus Hippocraticum“ (14) (Hippokrates, 460–377 v. Chr. – mit seinem Namen sind die Ärzteschule von Kos und das Corpus Hippocraticum, eine Sammlung medizinischer Schriften eben dieser Schule, der von Knidos und wahrscheinlich noch anderer, verbunden) wird die therapeutische Nutzung von Kälte schon recht ausführlich beschrieben. Körperteile werden eingeteilt in solche, die zur Wärme- und andere, die zur Kälteanwendung geeignet sind. Die reaktive Erwärmung nach Kälteeinwirkung wird erwähnt, desgleichen der erforderliche Kälteschutz von Wunden, freiliegenden Nerven und Akren. Auch chirurgische Schulen des Altertums bedienten sich natürlicher Kälteträger, um im Operationsgebiet Schmerzfreiheit zu erreichen.

Schon um 1650 soll Arthritis-Patienten die Behandlung der betroffenen Gelenke mit sehr kaltem Wasser empfohlen worden sein (17).

Im 18. und 19. Jahrhundert wurde der analgetische Effekt der Kälte umfassend in der Chirurgie genutzt. Geräte wurden entwickelt, die es ermöglichten, unter Kältewirkung Amputationen schmerzfrei auszuführen. Aber auch postoperativ zur Bekämpfung von Ödemen und Entzündungen im Operationsgebiet und zur Behandlung chronisch-entzündlicher Gelenkerkrankungen wurde Kälte lokal eingesetzt.

Dem ehrwürdigen päpstlichen Geheimkämmerer und Pfarrer in Wörishofen, Msgr. Sebastian Kneipp (1821–1897), verdanken wir die ausführliche Beschreibung von kalten Wasseranwendungen (16). Er sprach sich vehement für kurze und kräftige Bäder und Güsse aus: „Je kürzer das Bad, desto besser die Wirkung. Wer eine Minute im kalten Vollbade bleibt, handelt klüger und sicherer als Derjenige, welcher fünf Minuten darinnen bleibt.“ Unter anderem empfahl er kalte Vollbäder zur Abhärtung und zur Behandlung „fiebriger Erkrankungen“, kalte Sitz- und Fußbäder gegen Schlaflosigkeit, kalte Güsse und Waschungen bei „Gelenkerkrankungen“ und ½–1minütige kalte Halbbäder bei „chronischem Gelenkrheumatismus“.

In Platens „Die neue Heilmethode“ [25] kann man nachlesen, dass Kneipp mit Vorliebe auch kalte Vollbäder für eine Dauer von nur wenigen Sekunden verordnete. An gleicher Stelle wird erstaunlicherweise schon die Erkenntnis beschrieben, dass „der Kältereiz um so intensiver auf die empfindlichen Nervenendigungen in der Haut wirkt, wenn das kalte Wasser in großer Menge die ganze Körperoberfläche berührt“ – ein Vorläufer der heutigen modernen Form der Ganzkörperkältetherapie.

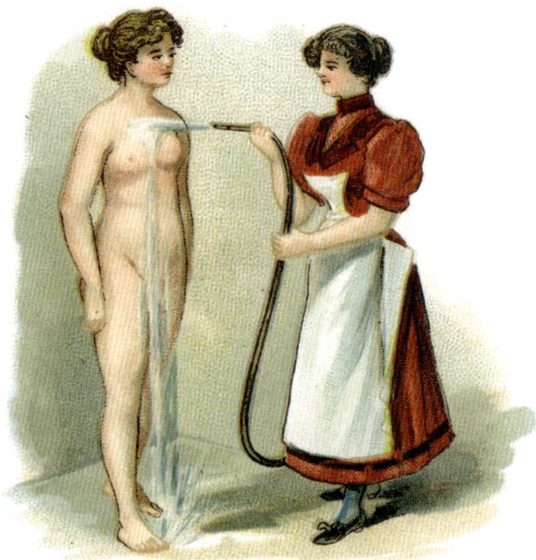

Abb. 1.1 „Vollguß“ nach Kneipp

Die Applikationsformen der lokalen Kältetherapie wurden im Laufe der Zeit weiterentwickelt. Neben den Kneippschen kalten Güssen und Bädern, kalten Moorpackungen und Wickeln werden heute Eisgranulate, Eis-Wasser-Gemische und zunehmend auch industriell gefertigte Kältespender verwendet. Seit einigen Jahren sind hochwirksame Kaltluftgeräte verfügbar, die mit Temperaturen um -30 ° Celsius im therapeutischen Kurzzeitbereich arbeiten und eine schnelle Abkühlung der oberen Gewebeschichten erreichen.

T. Yamauchi führte 1980 in Japan die Ganzkörperkältetherapie in die Behandlung der Rheumatoiden Arthritis ein [33]. Das war die Geburtsstunde dieser Behandlungsmethode. Der deutsche Rheumatologe, Professor Reinhard Fricke, der selbst schon umfangreiche klinische Erfahrungen in der lokalen Kältebehandlung entzündlich-rheumatischer Erkrankungen gesammelt hatte, erkannte die Bedeutung der Ganzkörperkältetherapie und sorgte dafür, dass 1984 in der Klinik für Rheumatologie im St.-Josef-Stift Sendenhorst die erste Kältetherapiekammer außerhalb Japans in Nutzung genommen werden konnte [8]. Diese Kammer gestattete schon täglich die Behandlung von vierzig bis sechzig Rheumakranken bei einer Temperatur von -110 ° Celsius.

Inzwischen hat die Ganzkörperkältetherapie in Europa eine weite Verbreitung gefunden, nicht zuletzt, weil es gelang kältetechnische Systeme zu entwickeln, die zuverlässig die erforderliche therapeutische Temperatur von -110 ° bis -100 ° Celsius bereitstellen. Unter komfortablen Bedingungen kann somit eine hohe Kontinuität der Behandlung gesichert werden (Abbildung 1.2). Neben einer großen Anzahl in Deutschland stehen gegenwärtig auch Kältetherapiekammern in Österreich, Polen, Finnland, Tschechien und Frankreich zur Verfügung. Damit ist eine solide Basis für die Fortsetzung der bereits in den 80iger Jahren des vorigen Jahrhunderts punktuell begonnenen Erforschung der Wirkungsmechanismen der Ganzkörperkältetherapie und deren klinischer Relevanz entstanden.

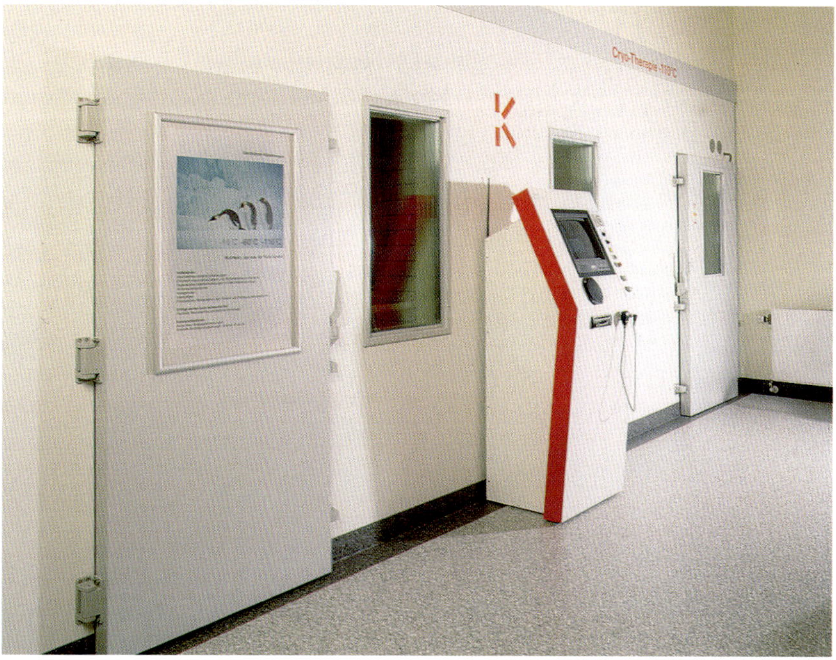

Abb. 1.2 Ansicht einer Kältekammer der Fa. Zimmer Elektromedizin, Neu-Ulm

2. Gleichgewicht des Organismus und Adaptationstherapien

Der Mensch befindet sich – wenn er gesund ist – in einem dynamischen Gleichgewicht, das subjektiv durch Wohlbefinden charakterisiert ist. Das dynamische Gleichgewicht – es existiert solange der Organismus lebt – schließt statische Zustände aus. Es besteht in einem ständigen Auf- und Abbau von Körpersubstanz, einem ständigen Ausgleich innerhalb von Regelkreisen, angefangen bei den molekularen über die zellulären und organischen bis hin zum Gesamtorganismus. Dabei handelt es sich um Anpassungsvorgänge. Je besser diese Anpassungsvorgänge gelingen, um so stabiler ist ganz offensichtlich die Gesundheit.

Betrachten wir einmal den Schlaf-Wach-Rhythmus als ein Beispiel solchen dynamischen Gleichgewichts (Abbildung 2.1):

Nach einem erholsamen Schlaf fühlen wir uns ausgeruht und leistungsfähig. Die Leistungsfähigkeit steigt sogar im Verlaufe des Vormittags noch an und erreicht – individuell durchaus unterschiedlich – etwa gegen 11.00 Uhr ihr höchstes Niveau. Zu dieser Zeit haben wir uns dem nahezu idealen homöostatischen Zustand angenähert. Der Schlaf hat gewissermaßen als „adaptives Therapeutikum" gewirkt. Nachmittags beginnt in der Regel der Leistungsabfall, den wir teilweise noch mit erhöhtem Energieaufwand und einem adäquaten Pausenregime abfangen können. Spät abends ist dann

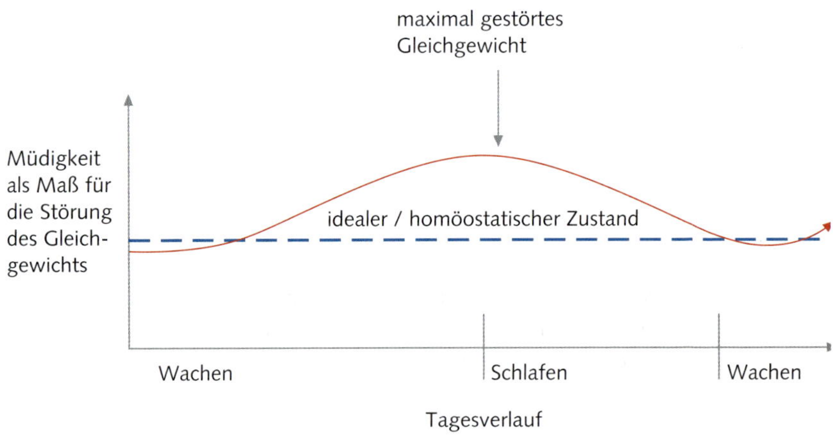

Abb. 2.1 Der Schlaf-Wach-Rhythmus als Beispiel für die Aufrechterhaltung eines dynamischen Gleichgewichts

allerdings der Zeitpunkt erreicht, an dem starke Müdigkeit das gestörte Gleichgewicht signalisiert. Das psychophysische Leistungsvermögen ist zu diesem Zeitpunkt weitgehend eingeschränkt. Beides, Müdigkeit und eingeschränktes Leistungsvermögen, sind Anzeichen dafür, dass der Organismus das gestörte Gleichgewicht durch Schlaf wieder herstellen möchte. Dieser Rhythmus ist relativ fest installiert und wir sind gehalten, für Regelmäßigkeit in seinem Ablauf zu sorgen, wenn wir nicht gesundheitlich Schaden nehmen wollen. Verallgemeinernd gesagt bedeutet das: Der Organismus entwickelt normalerweise Anpassungsmechanismen, die für die permanente Aufrechterhaltung der Homöostase – und damit der Gesundheit – Sorge tragen.

Krankhafte Prozesse, beziehungsweise die Folgen körperlicher oder geistiger Überforderungen, sind im Grunde eine Störung des dynamischen Gleichgewichts. Sie treten dann auf, wenn der Organismus zum Beispiel auf Störeinflüsse aus der Umwelt oder auf Störungen aus dem Inneren des Körpers nicht ausreichend reagieren, das heißt, sich den entstandenen neuen Erfordernissen nicht anpassen kann.

Als weiteres Beispiel eines funktionierenden beziehungsweise überforderten Anpassungsvorgangs sei unter dem Leistungsaspekt das Laufen längerer Strecken angeführt. Der Läufer kann den Anforderungen eines 10- oder 20-Kilometer-Laufs nur dann genügen, wenn er vorher in einem aufbauenden Training die für eine solche Leistung erforderlichen Anpassungsvorgänge ausgebildet hat. Der Organismus muss in der Lage sein, mit dem Herz-Kreislaufsystem, mit der Sauerstoff- und Energieversorgung der Muskulatur und auch psychisch so zu reagieren, dass das Gleichgewicht zwischen den hohen Anforderungen und dem Leistungsvermögen möglichst lange gewahrt bleibt. Stellt sich ein Ungleichgewicht zwischen diesen beiden Komponenten zu Ungunsten der Leistungsreserve ein und wird es zu groß, dann kommt es unvermeidbar zum körperlichen und psychischen Zusammenbruch. Ein geschulter Läufer weiß, welches Tempo er entsprechend seinem Trainingszustand dem Organismus zumuten kann und wird es tunlichst vermeiden, diesen Bereich des „dynamischen Leistungsgleichgewichts" zu verlassen. Dann müsste er nämlich das Rennen aufgeben. Der Sportler muss also im Training wiederholt bestimmte Reize setzen, die den Organismus veranlassen, über mehrere Zwischenstufen Anpassungsvorgänge auszulösen. Diese wiederum ermöglichen es ihm, ein ganz bestimmtes Niveau der psychophysischen Leistung bereit zu halten.

Versuchen wir nunmehr, vor diesem beispielhaften Hintergrund den prinzipiellen Wirkungsansatz der Ganzkörperkältetherapie zu verstehen.

Die Ganzkörperkältetherapie gehört zur großen Palette der physikalischen Therapien. Als solche ist sie eine so genannte Kurzzeittherapie, deren Anwendungsdauer im Bereich von wenigen – in unserem Fall maximal drei – Minuten liegt. Ihre Effekte bleiben nicht, wie es häufig bei räumlich auf eine Körperpartie begrenzten Anwendungen der Fall ist, auf die Anwendungsregion beziehungsweise auf ein zugeordnetes Organ (wie zum Beispiel bei einer Reflexzonenmassage) beschränkt, sondern sie erfassen mehr oder weniger den ganzen Organismus. Das geschieht über die Auslösung verschiedener Wirkungsmechanismen, die in ihren Folgen das Reizaufnahmeorgan, die Haut – nur sie wird der Kälte ausgesetzt -, überschreiten. Man spricht deshalb auch von einer systemischen Wirkungsweise der Ganzkörperkältetherapie. Bei der Erläuterung ihrer einzelnen Wirkungskomponenten im nächsten Kapitel werden wir darauf zurückkommen.

Viele der physikalischen Therapien – so auch die Ganzkörperkältetherapie – wirken nach dem Reiz-Reaktions-Adaptations-Prinzip. Man könnte sie auch als Adaptationstherapien bezeichnen. In der Abbildung 2.2 sind die einzelnen Vorgänge dargestellt, die durch solche Therapien ausgelöst werden.

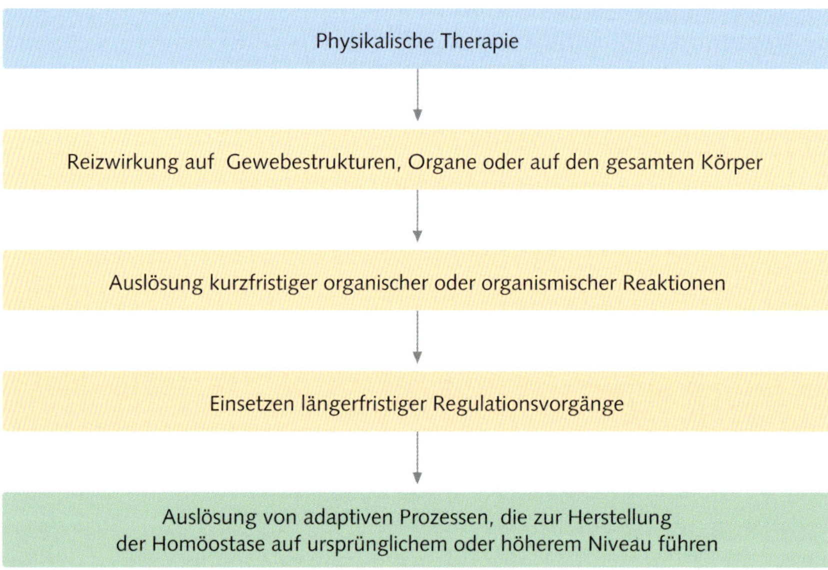

Abb. 2.2 Allgemeines Wirkungsprinzip einer Adaptationstherapie

Sie können diese Schritte sicher problemlos nachvollziehen, wenn Sie sich etwa die Wechselanwendung von Wärme und Kälte (Sauna und kaltes Bad/Kaltluft) in ihrer Wirkung auf das Kreislaufsystem vorstellen. Bei längerer und systematischer, wechselnder Anwendung großflächiger warmer und kalter Hautreize werden als Ergebnis des Adaptationsvorgangs eine hohe Flexibilität der feinen Blutgefäße in der Haut sowie eine höhere Reaktionsbereitschaft des Herz-Kreislaufsystems und auch der Immunabwehr etwa bei gesundheitsschädigenden Einflüssen erreicht.

Die Wirkung der Ganzkörperkältetherapie ist prinzipiell durch ähnliche Vorgänge gekennzeichnet, nur sind sie ein klein wenig komplexer und deshalb sicher auch etwas komplizierter.

Wie auch andere physikalische Behandlungsmethoden kann die Ganzkörperkältetherapie wahrscheinlich keinen direkten Einfluss auf den Entstehungsprozess von Krankheiten nehmen. Sie kann aber auf Grund des kräftigen physikalischen Reizes, den die extreme Kälte auf die gesamte Hautoberfläche ausübt, eine mittelbare Wirkung entfalten, indem sie gewissermaßen in verschiedenen „Subsystemen" Reaktionen auslöst, schließlich

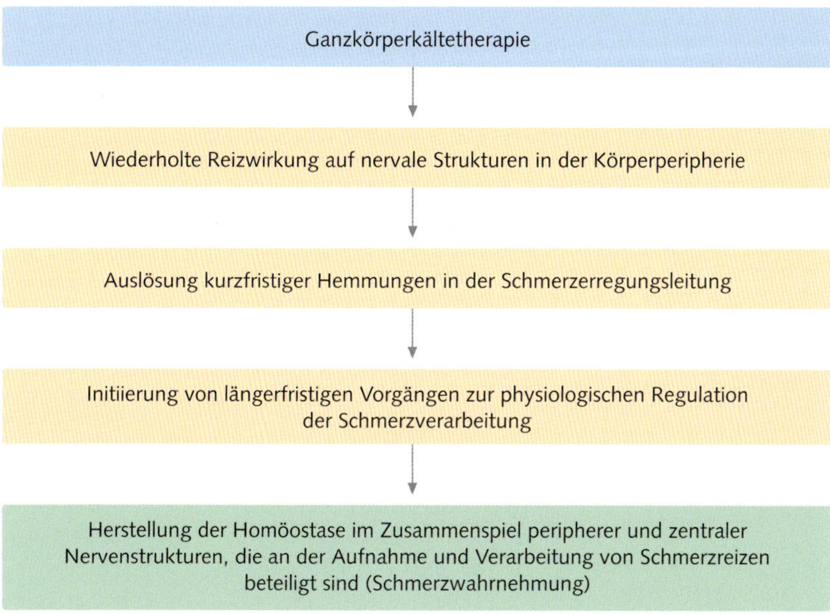

Abb. 2.3 Ganzkörperkältetherapie als Adaptationstherapie (am Beispiel einer Schmerzbehandlung)

Adaptationen bewirkt und auf diesem Wege zur Genesung/Wiederherstellung des homöostatischen Zustands beiträgt.

Einige der Erkrankungen, die mit Hilfe der Ganzkörperkältetherapie behandelt werden können, gehen mit Schmerzen einher. Diese Schmerzen können durch die Kälteeinwirkung gemildert oder sogar beseitigt werden, so dass beispielsweise die betroffenen Gelenke wieder besser bewegt werden können. Dadurch können die gelenknahe Muskulatur aktiviert und degenerative Folgeprozesse (Muskelschwund) vermieden werden. Die höhere Gelenkbeweglichkeit sorgt auch für eine bessere Sauerstoff- und Nährstoffversorgung des Gelenkknorpels, die ihn belastungsresistenter macht. Werden die Kältereize häufiger und mit Regelmäßigkeit gesetzt, dann tritt reizreaktionsbedingt schließlich eine Adaptation ein, deren Ergebnis eine stabile Funktionsverbesserung der betroffenen Gelenke ist. Auf diesem Wege kann wieder eine Annäherung an das biologische Gleichgewicht, das in dem betroffenen Gelenk – beziehungsweise bei Systemerkrankungen im ganzen Organismus – gestört war, erreicht werden. Befindlichkeit und Leistungsfähigkeit bessern sich (Abbildung 2.3).

3. Wirkungsmechanismen der Ganzkörperkältetherapie

Die Ganzkörperkältetherapie wurde auf der Grundlage zum Teil schon lange bekannter nerval-reflektorischer Zusammenhänge zwischen thermischen Reizen und deren Einfluss auf den Erregungszustand im peripheren und zentralen Nervensystem entwickelt. Ungeachtet dessen ist die Kausalkette „Reizwirkung auf die Kaltsensoren in der Haut – Therapieeffekte der Ganzkörperkältetherapie" nach wie vor Gegenstand der Forschung. In diesem Kapitel sollen die Vorgänge beschrieben werden, die durch die Kältewirkung ausgelöst beziehungsweise beeinflusst werden. Daraus werden dann ihre einzelnen Wirkungskomponenten abgeleitet.

3.1 Nervalreflektorische Vorgänge

Ausgangspunkt für die therapeutischen Effekte der Ganzkörperkälte ist ihre Einwirkung auf nahezu die gesamte Körperoberfläche. Dies geschieht plötzlich und wird auf maximal drei Minuten ausgedehnt. Erinnern wir uns: Auch die Kälteanwendungen des Sebastian Kneipp lagen im Sekunden- beziehungsweise Minutenbereich. Natürlich war zu seiner Zeit kaum etwas über die nerval-reflektorischen Beziehungen im Einzelnen bekannt, die durch eine schockartige, kurze Kälteeinwirkung ausgelöst werden, aber die therapeutischen Effekte kannte Kneipp sehr gut.

Während der Ganzkörperkältetherapie sorgt eine Lufttemperatur von etwa -110 °C bis -100 °C in der therapeutischen Sektion der Kältetherapiekammer (siehe auch „Technische Erläuterungen zur Kältetherapiekammer" im Anhang) dafür, dass die Hautoberflächentemperatur innerhalb von zwei bis drei Minuten auf Werte unter +5 °C gesenkt wird[(18)]. Welche physiologischen und physikalischen Vorgänge bewirkt diese Temperaturabsenkung?

Wärmeproduktion und Wärmeverteilung im menschlichen Organismus sind sehr stark von der Umgebungstemperatur abhängig. In sehr warmer Umgebung beispielsweise kann die Körperschalentemperatur auf nahezu die Werte des Körperkerns, also auf etwa + 37 °C ansteigen. Bei sehr kalter Umgebung dagegen sinkt die Temperatur der Körperschale erheblich ab und die Differenz zur Körperkerntemperatur, die im Wesentlichen (bis auf geringe Schwankungen) von der Umgebungstemperatur unbeeinflusst bleibt, wird sehr groß. Schon unter üblichen Außentemperaturbedingungen kann die Körperoberflächentemperatur an besonders exponierten Körperteilen (Arme, Hände, Füße) bis zu 10 °C unter der Körperkerntemperatur liegen.

Bei hohen Außentemperaturen wird, um eine Überwärmung des Körpers zu vermeiden, verstärkt Wärme an die Körperperipherie transportiert und von dort an die Umgebung abgegeben. Bei niedrigen Außentemperaturen und entsprechender Abkühlung der Körperoberfläche wird der Wärmetransport vom Körperkern zur Körperperipherie dagegen im Interesse der Aufrechterhaltung der lebenswichtigen stabilen Kerntemperatur gedrosselt.

Auf diese Weise regelt der Organismus, ausgehend von den Impulsen aus den im Körper verteilten Warm- und Kaltrezeptoren und gesteuert durch das Thermoregulationszentrum im Hypothalamus, die Körpertemperatur und hält sie im Körperkern auf +37 ° Celsius.

Diese zuverlässige Temperaturregulation wird in dem lebensfeindlichen Milieu der Kältetherapiekammer auf eine harte Probe gestellt, und – sie besteht sie glänzend! Die Körperkerntemperatur verändert sich nicht.

Zur schnellen Temperaturabsenkung der Körperoberfläche in der Kältetherapiekammer tragen mehrere Mechanismen gleichzeitig bei, die sowohl innerhalb als auch außerhalb (an der Oberfläche) des Körpers ablaufen. Intrakorporal wird der Wärmetransport vom Zentrum zur Körperoberfläche verändert. Dieser Transport erfolgt normalerweise auf zwei Wegen: erstens durch Wärmekonduktion, das heißt durch Übergabe der Wärme von innen nach außen auf dem Wege einander berührender Gewebestrukturen beziehungsweise Organe, und zweitens durch den konvektionellen Wärmetransport. Diesem dient als Transportmittel das Blut. Bezüglich der Ganzkörperkältetherapie ist der konvektionelle Wärmetransport der bedeutendere von beiden. Durch ihn wird die weitaus größere Wärmemenge zur Peripherie transportiert. Die Wärmeversorgung der Haut erfolgt letztendlich im Wesentlichen durch das Blut in dem großen Kapillargebiet, über das die Haut verfügt. Es liegt in der Lederhaut (Korium), die sich unmittelbar unter der Oberhaut (Epidermis) befindet (Abbildung 3.1).

Unter dem extremen Kältereiz in der Kältekammer verengen sich die Kapillaren reflektorisch sehr stark (Vasokonstriktion), wodurch der Blutzufluss in die Haut und damit auch der Wärmetransport reduziert wird. Parallel hierzu sorgt die extrakorporale Wärmeabgabe gleichfalls für einen kräftigen temperatursenkenden Effekt in der Haut. Das geschieht hauptsächlich durch Infrarotstrahlung und wiederum auf konvektionellem Wege. Wie viel Wärme über Infrarotstrahlung abgegeben wird, ist abhängig von der Strahlungsmenge, die die zur gleichen Zeit ebenfalls in der Kältekammer befindlichen Personen und die Wände der Kältekammer abgeben. Sie wird von der Tem-

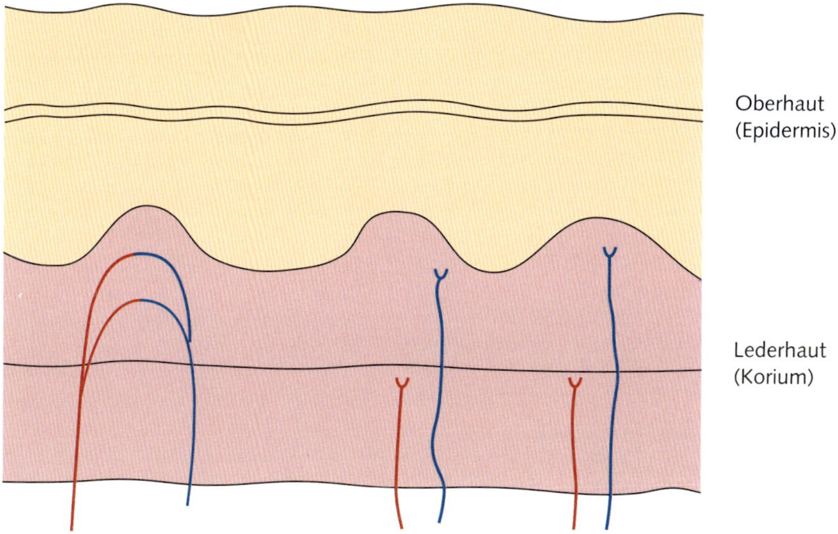

Abb. 3.1 Lage des Kapillargebiets sowie der Kalt- und Warmrezeptoren in der Haut

peraturdifferenz zwischen den Körpern/Flächen bestimmt. Diesbezüglich sind die Differenzen zwischen den Personen zu vernachlässigen, da sie naturgemäß klein sind. Dagegen weisen die Oberflächen der Kammerinnenwände eine sehr niedrige Temperatur auf, das heißt, die Temperaturdifferenz zur Körperoberfläche ist sehr groß und folglich die Infrarotstrahlung von der Körperoberfläche intensiv. Das Ergebnis ist eine im Vergleich zu Zimmertemperaturbedingungen stark erhöhte Netto-Wärmeabgabe. Die konvektionelle Wärmeabgabe erfolgt in der Kältekammer über die den Körper umgebende extrem kalte Luft. Die Strömungsgeschwindigkeit der ständig zuzuführenden Kaltluft und die Intensität der Eigenbewegungen der Patienten in der Kältetherapiekammer bestimmen darüber, wie viel Wärme der Körperoberfläche in der Zeiteinheit entzogen wird. Letzteres bedeutet, dass die extrakorporale konvektionelle Wärmeabgabe die einzige Form der Absenkung der Körperoberflächentemperatur darstellt, deren Intensität durch den Patienten beeinflusst werden kann: schnelle Bewegungen, schnellere Abkühlung – langsame Bewegungen, langsamere Abkühlung (Abbildung 3.2).

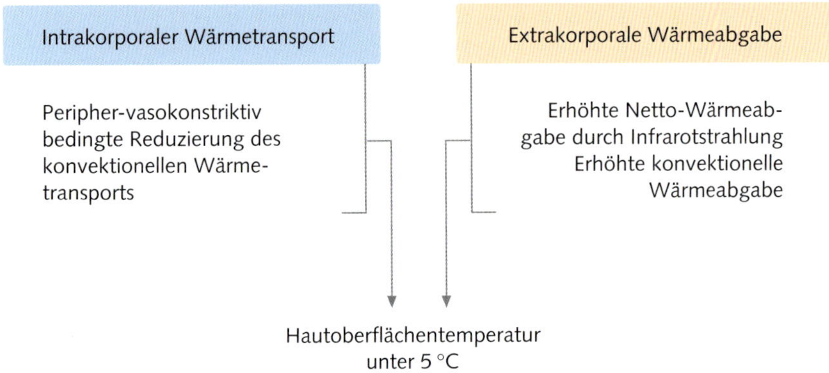

Abb. 3.2 *Absenkung der Hautoberflächentemperatur in der Kältetherapiekammer (Aufenthaltsdauer 3 Minuten, Badebekleidung, Atem- und Akrenschutz, Umgebungstemperatur -110 °C)*

Der schockartige extreme Kältereiz und das starke Absenken der Hautoberflächentemperatur im Minutenbereich sind die Ursachen für die kälteinduzierte Beeinflussung von Funktionen nervöser Strukturen beziehungsweise für die Auslösung nerval-reflektorischer Vorgänge, die in verschiedene Regulationskreise eingreifen. Hierauf wird in den Abschnitten 3.2 bis 3.5 und im Kapitel 6 (Ganzkörperkälteanwendung im Leistungssport) eingegangen. Zunächst wollen wir aber die sensorielle Aufnahme des Kältereizes und die weitere Verarbeitung der daraus resultierenden nervalen Erregungen näher betrachten.

In der menschlichen Haut befinden sich Thermorezeptoren/-sensoren, die auf Kälte- beziehungsweise Wärmereize reagieren (Abbildung 3.1). Diese Rezeptoren sind freie Nervenendigungen. Die Kaltsensoren liegen näher an der Oberfläche als die Warmrezeptoren. Bei gleich bleibender Hauttemperatur bleibt auch die elektrische Entladungsrate dieser Sensoren konstant. Sie ändert sich aber, sobald eine Veränderung der Hauttemperatur eintritt. Bei plötzlicher, starker Kälteeinwirkung steigert sich die Entladungsrate der Kaltsensoren erheblich, nämlich von etwa 10–20 Impulsen/Sekunde bei einer gewohnten Hauttemperatur auf maximal 120–140 Impulse/Sekunde. Ferner haben Kaltsensoren die Eigenschaft, nach Beendigung einer kurzen und kräftigen Kälteeinwirkung während der Wiedererwärmung noch mit einer Erhöhung der Entladungsfrequenz zu reagieren. Danach stellt sich dann der für die normale Hauttemperatur adäquate Wert wieder ein.

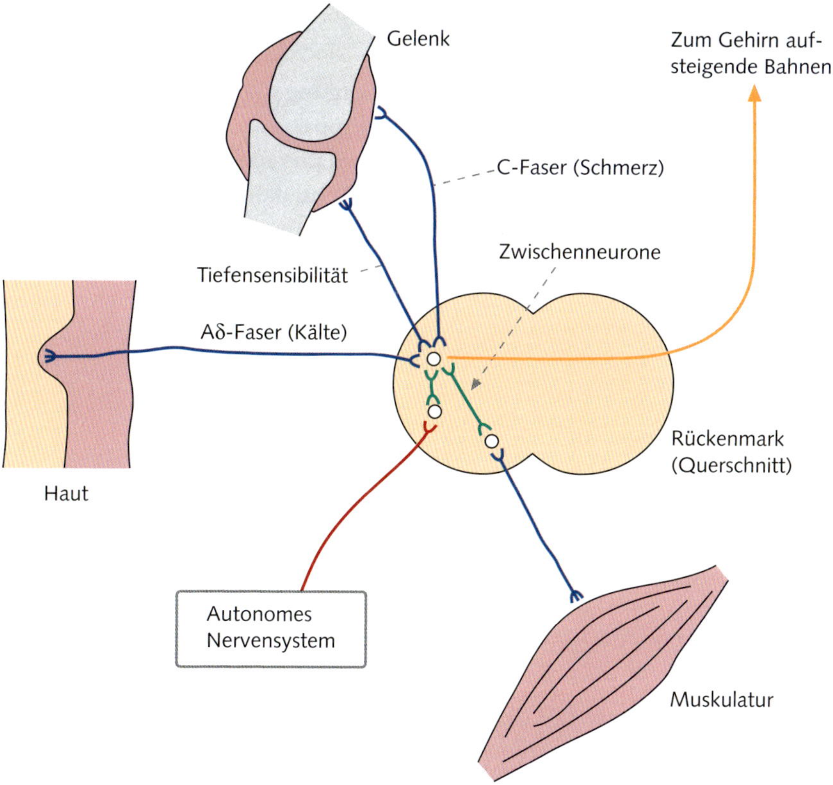

Abb. 3.3 Afferentationen aus den Kältesensoren und deren Verschaltungen im Rückenmark

Die Kaltsensoren sind Endigungen der Aδ-Nervenfasern des peripheren Nervensystems. Diese Fasern dienen als Hautafferenzen für Temperatur, das heißt, sie leiten die nervalen Erregungen, die aus der sensorischen Kältereizung resultieren, zum Rückenmark – also zentralwärts, zum Zentralen Nervensystem (Abbildung 3.3).

Für die Effekte der Ganzkörperkältetherapie ist es nun von entscheidender Bedeutung, dass diese im Rückenmark eintreffenden Signale in andere nervale Funktionskreise eingespeist werden und zwar in motorische, algetische, vegetative und propriozeptive. Diese Verknüpfung bewirkt eine Modifizierung in besagten Funktionskreisen, woraus, wie wir im Weiteren sehen werden, ein Teil der therapeutischen Kältewirkungen erklärbar ist. Das betrifft ihren Einfluss auf:

- Schmerzzustände,
- entzündliche Prozesse,
- den Spannungszustand und die Blutversorgung der Muskulatur und
- die Funktion des Bewegungs- und Halteapparats.

Darüber hinaus werden Afferenzen aus Kältereizen auf die Haut aber auch in höher gelegenen Strukturen des Zentralen Nervensystems – im Gehirn – wirksam und greifen über die Modifizierung efferenter, vom Gehirn über das Rückenmark absteigender Bahnen, regulierend in periphere Kältewirkungen ein. Als zentraler Effekt der Kältewirkung ist auch ihr Einfluss auf das geistige Aktivitätsniveau und auf Herz-Kreislauf-Funktionen anzusehen.

3.2 Schmerzhemmung

Um zu verstehen, warum Kälteeinwirkung auf die Haut in das Schmerzgeschehen eingreifen kann, ist es notwendig, einige anatomische, physiologische und auch pathophysiologische Grundlagen zu betrachten.

Schmerzentstehung, -wahrnehmung und -verarbeitung sind sehr komplexe Vorgänge in nervalen Strukturen. Daran sind sowohl das Periphere Nervensystem (der nervale Weg von der Peripherie, wo der Schmerzreiz gesetzt wurde, bis zum Rückenmark) als auch, und das vorwiegend, das Zentrale Nervensystem (Rückenmark und Gehirn) – Letzteres mit mehreren Regionen – beteiligt (Abbildungen 3.3 und 3.4).

Die spezifischen Elemente für die Aufnahme von Schmerzreizen sind die Nozizeptoren (Schmerzrezeptoren). Sie kommen sowohl in der Haut und in den Gelenken als auch in der Muskulatur und in den inneren Organen vor. Sie reagieren auf mechanische, thermische und auch auf bestimmte chemische Reize. Übrigens sprechen sie auch beim Aufenthalt in der Kältetherapiekammer auf den heftigen Kältereiz an und können einen Schmerz signalisieren. Ähnlich den Kaltsensoren handelt es sich auch bei den Nozizeptoren um freie Nervenendigungen, zum einen der sogenannten C-Nervenfasern, zum anderen der Aδ-Nervenfasern, die wir schon als Erregungsleiter bei thermischen Reizen kennen gelernt haben. Die Nozizeptoren weisen unterschiedliche Reizschwellen auf. So kommt es, dass viele von ihnen erst dann aktiviert werden, wenn sie durch krankhafte Veränderungen im Gewebe, zum Beispiel durch eine Entzündung, sensibilisiert werden. Aktivierung und Sensibilisierung der Nozizeptoren sind bei andauernden Reizen eine der Voraussetzungen für die Ausbildung eines Überempfind-

Schmerzentstehung	Nervensystemstruktur	Schmerzhemmung
Schmerzbewertung Schmerzwahrnehmung Auslösung von Gegenreaktionen	**Gehirn** Kortex Limbisches System Thalamus	Freisetzung von GABA, Endorphinen und Serotonin Gegenreaktionen
Weiterleitung zum Gehirn Erregung der Hinterneurone Freisetzung von Glutamat (exzitatorische Wirkung)	**Rückenmark**	Freisetzung von GABA (inhibitorische Wirkung) Auslösung von Gegenreaktionen Hemmung nozizeptiver Neurone
Erregungsleitung zum Rückenmark Aktivierung bzw. Sensibilisierung von weiteren Schmerzsensoren Erregung von Schmerzsensoren Schmerzreiz	**Peripheres Nervensystem**	Desensibilisierung bzw. Deaktivierung von Schmerzsensoren

Abb. 3.4 Aufsteigende (funktionell hirnwärts gerichtete) und absteigende (funktionell zur Peripherie gerichtete) Schmerzbahnen

lichkeitszustands in diesen Strukturen. Auf ihrer Grundlage können dann bereits unterschwellige Reize zu heftigen Schmerzreaktionen führen. Dieser Vorgang, der auch an den Synapsen, den nervalen Übertragungsstellen, im Rückenmark und im Gehirn ablaufen kann, wird als Irritation bezeichnet.

Über die C- und Aδ-Fasern gelangt das Schmerzsignal in das Rückenmark. Hier läuft nun ein bereits recht komplexes Geschehen ab. Zunächst setzen die erregten C- und Aδ-Fasern an ihren Endigungen den Neurotransmitter Glutamat frei. In den so genannten Hinterhornneuronen des Rückenmarks gibt es für diesen Botenstoff spezifische Rezeptoren, über die die Schmerzerregung übertragen werden kann. Der Zustrom von Schmerzinformationen in das Rückenmark bleibt aber nicht auf Teile des Eingangssegments beschränkt. Vielmehr werden – bedingt durch die starke Konvergenz der Schmerzbahnen – das ganze Segment und auch die darüber und darunter liegenden (und gegebenenfalls auch weitere Segmente) von dem Schmerzzustrom erfasst (Irradiationsprinzip). Über aufsteigende Rückenmarksbahnen werden die Schmerzerregungen über den Thalamus bis zur Großhirnrinde (Kortex) geleitet. Dieser Ablauf führt schließlich zur „Sinneswahrnehmung Schmerz". Er gehört zu den Schutzfunktionen, die der Organismus im Laufe der Evolution hervorgebracht hat, um auf ernsthafte, unter Umständen das Leben bedrohende, Einflüsse rechtzeitig reagieren zu können.

Das im Gehirn eintreffende Schmerzsignal löst dort aber auch Gegenreaktionen aus. So wirken im Gehirn freigesetzte Endorphine und Serotonin auf die Weiterleitung des Signals zur Großhirnrinde und beeinflussen dadurch die Schmerzwahrnehmung. Außer den Endorphinen und dem Serotonin spielt bei der Schmerzhemmung die im Zentralen Nervensystem gebildete GABA (Gamma-Aminobuttersäure) eine wichtige Rolle. In der Summe sorgen diese Abwehrsysteme dafür, dass die Schmerzintensität reduziert wird. Sie sind für die normale Schmerzwahrnehmung unentbehrlich, in ihrer Wirksamkeit allerdings begrenzt. Es gelingt dem Organismus nur bis zu einem gewissen Grad, das Schmerzgeschehen zu regulieren (beziehungsweise zu kontrollieren), das heißt, auf ein notwendiges Maß zu begrenzen. Überforderung oder Zusammenbruch der körpereigenen Schmerzabwehr bedingen dann zwingend den therapeutischen Eingriff.

Es muss noch einiges zur Schmerzwahrnehmung gesagt werden. Lange Zeit war man der Meinung, dass unser Gehirn ein spezielles Schmerzzentrum besitzt. Von dieser Vorstellung musste man sich aber auf Grund neuerer wissenschaftlicher Erkenntnisse trennen. Die Schmerzwahrnehmung wird vielmehr von einer Anzahl anderer Hirnfunktionen beeinflusst, gewissermaßen moduliert. Es kommunizieren mehrere Hirnregionen miteinander, so unter anderem das Limbische System, von dem in sehr starkem Maße unsere Gefühlswelt – die Emotionen – beeinflusst und gesteuert wird, und die Großhirnrinde, in der schließlich die Bewertung des Schmerzes erfolgt. In diesen Prozess fließen viele Informationen ein, die eine individuelle Prägung besitzen. Außerdem spielen auch Lernvorgänge in der Schmerzwahrnehmung eine nicht unwesentliche Rolle. Die Schmerzwahrnehmung unterscheidet sich von Individuum zu Individuum. Es gibt bei der

Schmerzwahrnehmung offensichtlich keine interindividuell deckungsgleichen Schmerzaktivitätsmuster des Gehirns.

Soweit zur akut ausgelösten „Sinneswahrnehmung Schmerz“ und zu den physiologischen Gegenreaktionen.

Was geschieht nun aber in diesem System, wenn wir unter chronischen Schmerzen, also Schmerzen, die definitionsgemäß schon länger als ein halbes Jahr andauern, leiden?

Wiederholt starke Schmerzreize, wie sie zum Beispiel bei chronischen Erkrankungen der Gelenke oder auch der Wirbelsäule häufig sind, führen im Rückenmark zur verstärkten Ausschüttung von Glutamat und zusätzlich der Substanz P, einem Neuropeptid, das an der Vermittlung von Schmerzsignalen beteiligt ist. Über verschiedene Zwischenstufen kommt es hierdurch zu einer Veränderung der Eigenschaften von Hinterhornneuronen, die sich in einer permanenten Verstärkung der an diesen Neuronen über die C- und Aδ–Fasern eintreffenden Schmerzsignale äußert. Es handelt sich hierbei um einen neuronalen Sensibilisierungsprozess, in dessen Folge eintreffende Signale, auch wenn sie aus schwachen Schmerzreizen resultieren, derart verstärkt werden, dass es in den im Weiteren zentral gerichteten Neuronen zu übermäßig starken Erregungen kommt. Das Ergebnis ist eine verstärkte und völlig inadäquate Schmerzwahrnehmung.

Der Sensibilisierungsprozess im Rückenmark und ganz ähnliche Vorgänge im Gehirn, bei denen durch wiederholte heftige Schmerzreize aus der Peripherie ruhende Synapsen aktiviert werden, sind wahrscheinlich die neuronalen Grundlagen und eine der Voraussetzungen für die Ausbildung eines Schmerzgedächtnisses. Damit wird ein Zustand bezeichnet, bei dem infolge chronischer Schmerzen Strukturen des Nervensystems einen hohen Sensibilisierungsgrad aufweisen, der eben zu dieser verstärkten, reizinadäquaten Schmerzwahrnehmung führt.

Den synaptischen Prozessen beim chronischen Schmerz entsprechende Abläufe konnten beim üblichen Lernen registriert werden: Verschaltungen zwischen Hirnzellen werden aktiviert, ja sogar ganze Funktionsareale können sich bei Bedarf ändern (Vergrößerung bei hohen, Verkleinerung bei rückläufigen oder fehlenden Anforderungen). Man hat daraus gefolgert, dass auch das Schmerzverhalten einem Lernprozess unterliegt, der in seinen Grundzügen bereits im frühen Kindesalter beginnt. Das Erlernen der normalen Reaktion auf Schmerzreize in diesem Lebensalter ist von immenser Bedeutung für die realistische Schmerzbewertung im Erwachsenenalter. Sie ist dann weitgehend von den im Gedächtnis gespeicherten Schmerzerfahrungen abhängig. Sie sind gewissermaßen der Vergleichsmaßstab für die Bewertung nachfolgender Schmerzinformationen aus der Körperperipherie und fließen in die individuelle Struktur des Schmerzverhaltens ein, bestimmen sie aber nicht ausschließlich.

Hinzu kommen nämlich noch weitere Komponenten wie operante und soziale Lernvorgänge, die in der Regel parallel zu den beschriebenen pathophysiologischen Mechanismen ablaufen oder in deren Folge auftreten. Sie können zur Verstärkung der Schmerzwahrnehmung, aber auch zu deren Abschwächung beitragen.

Eine positive Konsequenz auf eine Schmerzäußerung – zum Beispiel Mitleid – vergrößert so in der Regel die Wahrscheinlichkeit einer weiteren negativen Entwicklung des Schmerzverhaltens (operante Konditionierung). Schließlich kann sogar eine „soziale Notwendigkeit" für den Schmerz entstehen.

Das Ausmaß des empfundenen Schmerzes kann auch sehr stark von den Gefühlen, die wir mit dem Schmerz verbinden, und von der Aufmerksamkeit, die wir ihm angedeihen lassen, beeinflusst werden. So ist es zum Beispiel nicht unwichtig, ob ein chronisches Schmerzgeschehen gedanklich mit einem Zustand der permanenten Hilflosigkeit verbunden wird, oder ob sich der Betreffende um positive Strategien für den Umgang mit dem Schmerz bemüht. Erstere Gedanken führen zunächst in die körperliche und später auch in die geistige Passivität oder sogar in reaktiv depressive Zustände, letztere fördern die psychophysische Aktivität und Lebensfreude.

Eine verstärkte Aufmerksamkeit dem Schmerz gegenüber bewirkt häufig eine allgemeine Einschränkung des Gefühlserlebens auf den Schmerz und seine negativen Folgen. Es ist deshalb sehr wichtig, körperlich orientierte Therapien, auch die Ganzkörperkältetherapie, mit Übungen zur Aufmerksamkeitsumlenkung zu verbinden, die es ermöglichen, durch bewusste Nutzung aller Sinne eine positive Erlebniswelt zu gestalten. In der Abbildung 3.5 sind schmerzlindernde und –fördernde Verhaltensweisen zusammengefasst dargestellt.

Nachdem wir uns nunmehr klar gemacht haben, dass Schmerzen – insbesondere chronische Schmerzen – und deren Wahrnehmung sehr komplexe, nicht nur auf der Basis biochemischer und elektrischer Vorgänge in Rezeptoren und Nervenbahnen erklärbare Phänomene sind, sondern dass es zu ihrem Verständnis auch der Beurteilung von Verhaltensweisen bedarf,

Was fördert – lindert chronischen Schmerz?

fördert	lindert
Passivität	Geistige und körperliche Aktivität
Konzentration auf den Schmerz	Ablenkung, Sinnestraining, Erweiterung des Erlebnis- und Erfahrungsbereichs, Gegenirritation
Stress, Muskelverspannung, muskuläre Inaktivität	Entspannungs- und Stressbewältigungstechniken
Angst, Depression, Abhängigkeit	Selbstbestimmung, Abbau der Arztabhängigkeit
Schonverhalten mit motorischer Dekonditionierung	Bewusste Aufgabe des Schonverhaltens, körperliche Rekonditionierung
Hilflosigkeit gegenüber Schmerz	Information über die Zusammenhänge und Einflussmöglichkeiten
Aufbau von Schmerzverhalten	Abbau von/Verzicht auf Schmerzverhalten

Abb. 3.5 Verhaltensweisen, die chronische Schmerzen fördern oder lindern können

soll jetzt die Frage gestellt werden: Wie kann die Ganzkörperkältetherapie in dieses Geschehen der Entstehung, Wahrnehmung und Bewertung von (chronischen) Schmerzen eingreifen? Schließlich ist doch die Linderung beziehungsweise lang andauernde Aufhebung von Schmerzen unterschiedlichster Ursache ein so vordergründig positiver Effekt dieser Therapie. In der Abbildung 3.6 sind einige neuronale Angriffspunkte dargestellt, deren Erläuterung dem Verstehen der Zusammenhänge dienen soll. Über die Aδ-Afferenzen – diese Nervenfasern haben wir bereits im Abschnitt 3.1 kennen gelernt – werden bei Kälteeinwirkung auf die Haut thermisch bedingte nervale Informationen in das Rückenmark geleitet. Dieser Informationseinstrom ist nicht nur, wie zum Beispiel bei lokaler Kälteanwendung, auf wenige Rückenmarksegmente begrenzt, sondern umfasst das gesamte Rückenmark, weil die Afferentationen aus der ganzen Körperoberfläche zugeleitet werden. Erwartungsgemäß resultiert daraus auch eine breitere und stärkere therapeutische Wirkung als bei örtlich begrenzter Kälteanwendung.

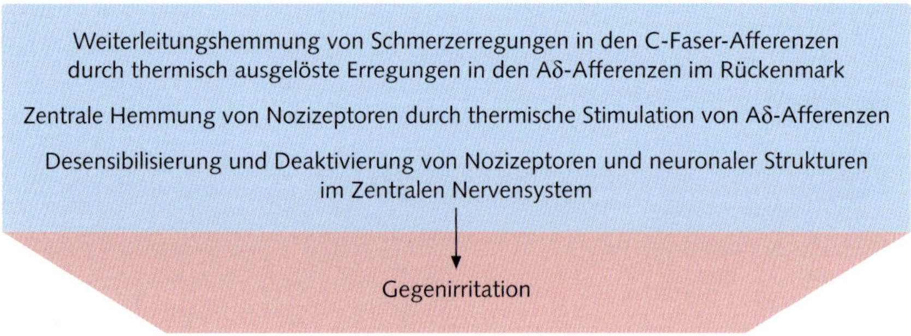

Abb. 3.6 Schmerzlindernde neuronale Vorgänge, die durch Kälte ausgelöst werden

Es konnten mehrere durch Kälteeinwirkung auf die Haut ausgelöste neuronale Effekte nachgewiesen werden. Zunächst sorgt der extrem hohe Einstrom über thermisch erregte Aδ-Afferenzen für eine Weiterleitungshemmung von Schmerzsignalen über das C-Fasersystem vom Rückenmark zum Gehirn. Das ist offensichtlich deswegen möglich, weil die Informationen aus den Thermorezeptoren und aus den Nozizeptoren über dieselben Rückenmarksbahnen hirnwärts geleitet werden. Dabei ist von Bedeutung, dass unter den beiden afferenten Systemen „Nozizeption" und „Thermorezeption" eine Beeinträchtigung nur in einer Hinsicht möglich ist. Es gilt das Prinzip, dass die schnell leitenden Bahnen die langsamer leitenden hemmen. Die für die Leitung thermischer Erregungen zuständigen Aδ-Fasern verfügen über eine weitaus höhere Leitungsgeschwindigkeit als die C-Fasern, die für die Schmerzerregungsleitung zuständig sind.

Zu diesem Hemmprinzip, das auch die Ganzkörperkältetherapie nutzt, kommt noch ein anderer – in gleicher Richtung wirkender – Umstand. Die kräftige Kältereizung erzeugt ebenfalls einen Schmerz, einen so genannten hellen Schmerz, der im Schmerzleitungssystem gegenüber dem krankheits- oder verletzungsbedingten dumpfen Schmerz dominant ist, ihn also auch mindert.

Neben dieser – gewissermaßen durch Leitungskonkurrenz in den aufsteigenden Nervenbahnen erzielten – Schmerzlinderung löst der Aδ-Einstrom im Zentralen Nervensystem auch absteigende, zur Körperperipherie gerichtete schmerzhemmende Funktionen aus, die unter anderem eine Desensibilisierung beziehungsweise Deaktivierung von Nozizeptoren bewirken und damit die Aufnahmemöglichkeiten für Schmerzreize reduzieren.

Kommen wir noch einmal auf das schon beschriebene Schmerzgedächtnis zurück. Wir haben gesehen, dass es durch ständige Schmerzreize, die eine Sensibilisierung im Nervensystem hervorrufen, ausgebildet wird. Das Löschen des Schmerzgedächtnisses spielt in der Schmerztherapie eine herausragende Rolle, weil man sich davon eine Linderung oder gar Aufhebung chronischer Schmerzen verspricht. Mit diesem Ziel wurden so genannte Gegenirritationsverfahren entwickelt, wozu auch die therapeutische Anwendung von Kälte gehört. Im Grunde geht es dabei darum, die eingetretene Sensibilisierung aufzuheben oder wenigstens einzudämmen.

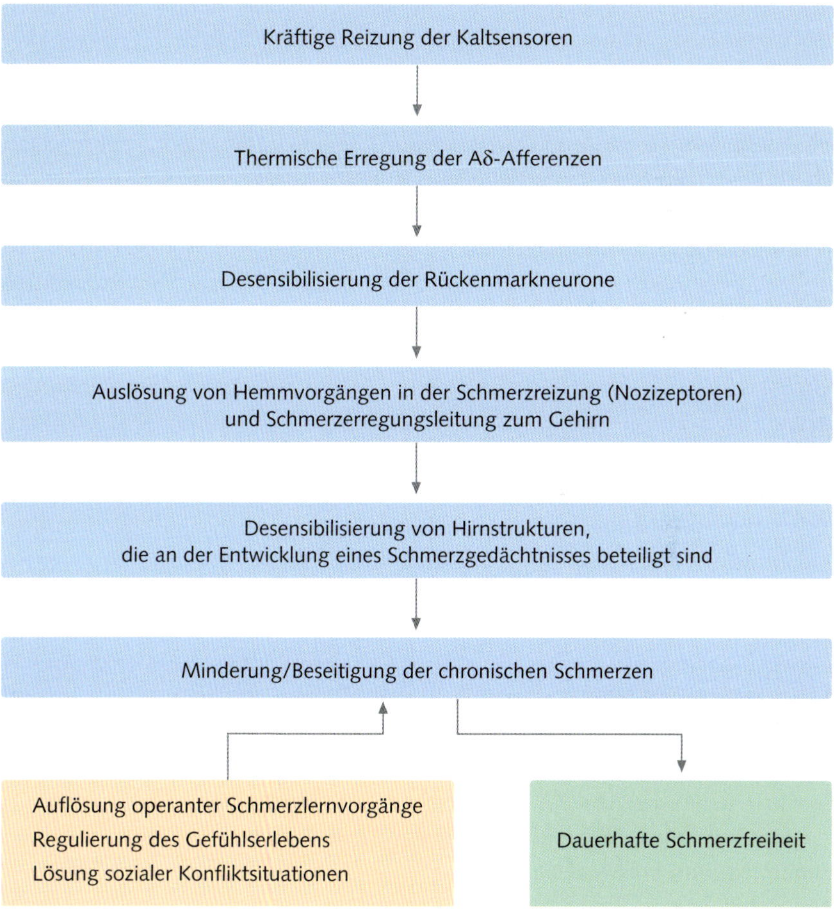

Abb. 3.7 Die Ganzkörperkältetherapie als Mittel zur Löschung des Schmerzgedächtnisses (Gegenirritation)

Die mit der Ganzkörperkältetherapie erzielten klinischen Ergebnisse in der Schmerzbekämpfung sprechen dafür, dass sie als Gegenirritationsverfahren erfolgreich eingesetzt werden kann.

Ein dreiminütiger Aufenthalt in der Kältekammer hemmt – beziehungsweise beseitigt – chronische Schmerzen für mehrere Stunden. Nach mehreren Kälteexpositionen potenziert sich dieser Effekt und die Schmerzlinderung/-freiheit hält mehrere Monate an. Die beschriebene Sensibilisierung im Nervensystem als Grundlage des Schmerzgedächtnisses kann demnach offensichtlich durch wiederholte Setzung des Ganzkörperkältereizes in rückläufige Bahnen gelenkt werden. Man ist aber sicher gut beraten – und auch das bestätigt die klinische Erfahrung –, wenn man sich bei der Löschung des Schmerzgedächtnisses nicht ausschließlich auf die Ganzkörperkältetherapie stützt. Sie muss zur Erhöhung ihrer Wirksamkeit mit aktiven, sowohl physisch als auch psychisch orientierten Therapiekomponenten verbunden werden. Verhaltenstherapeutische Interventionen, aber auch die Regulierung des Gefühlserlebens und der sozialen Beziehungen können da sehr hilfreich sein (Abbildung 3.7).

Wie bedeutsam es ist, chronische Schmerzen effektiv zu unterbinden, unterstreichen neuere Untersuchungen[1]. Danach kommt es in den Hirnregionen, die an der Weiterleitung (Thalamus) und Verarbeitung (Kortex) von Schmerzafferenzen beteiligt sind, zu einem Substanzverlust, der um so größer ist, je länger die Schmerzen andauern.

3.3 Entzündungshemmung

Wie der chronische Schmerz, so sind auch bestimmte entzündliche Prozesse ein Anwendungsgebiet der Ganzkörperkältetherapie.

Gemeinhin verstehen wir eine Entzündung als eine Reaktion des Organismus, einzelner Organe oder Organstrukturen auf eine Zell- beziehungsweise Gewebeschädigung, die zur Einleitung des Heilungsvorgangs notwendig ist. Sie kann lokal (also örtlich begrenzt) sein, sie kann aber auch gesamtorganismische Reaktionen hervorrufen, das heißt, generalisiert ablaufen. Die Form des Ablaufs hängt weitgehend von der Art der Gewebeschädigung und vom Funktionieren der Abwehrmechanismen des Körpers ab.

Von der akuten Entzündung müssen wir die chronischen Verlaufsformen unterscheiden. Erstere dient als protektiver Mechanismus hauptsächlich der Eingrenzung und Behebung des eingetretenen Schadens. Sie ist willkommen, obwohl ihre Symptome – Rötung, Schmerz, Hitze, Ödem, Funktionsminderung – für den Betroffenen temporär recht unangenehm sein können. Sie ist aber die Grundlage des Heilungsvorgangs. Anders verhält es sich mit der chronischen Entzündung. Sie kann sich aus einer akuten Entzündung entwickeln, wenn die lokalen oder systemischen Entzündungsreaktionen nur ungenügend wirksam werden können, die Behandlung zu spät einsetzt oder gar fehlerhaft ist. Auch inadäquates Verhalten des Betroffenen kann den Übergang in die Chronizität fördern. Der Entzündungsverlauf kann aber auch primär chronisch sein. Das heißt, es gibt in diesem Fall keine akute Entzündungsphase, der Beginn ist vielmehr „schleichend", in der Anfangsphase oft sogar unbemerkt. Beispiele eines solchen Verlaufs sind entzündlich-rheumatische (Gelenk-) Erkrankungen, wie die Chronische Polyarthritis und der Morbus Bechterew. Ihnen liegt ein besonderer, autoaggressiver Mechanismus zugrunde. Neben bestimmten akuten Entzündungen, zum Beispiel als Verletzungsfolge, sind hinsichtlich der Ganzkörperkältetherapie vor allem diese primär chronischen Entzündungen von Interesse.

3.3.1 Entstehung der lokalen Entzündungszeichen

Bei der Zerstörung der Gewebsintegrität (durch Infektionen, Verletzungen oder auch chirurgische Eingriffe) wird im betreffenden Bereich eine ganze Reihe von Gegenmaßnahmen eingeleitet, die darauf gerichtet sind, den Schaden einzugrenzen beziehungsweise zu beheben. Zunächst werden Entzündungsmediatoren (Botenstoffe) frei gesetzt, die eine wichtige Aufgabe erfüllen, nämlich die lokale Steuerung des Entzündungsablaufs. Die Freisetzung erfolgt zum einen – ausgelöst durch den unmittelbaren Entzündungsreiz im betroffenen Gewebe – aus dort präsenten oder eingewanderten Zellen (Gewebsmastzellen, basophile Granulozyten), zum anderen auf neurogenem Wege über diejenigen Nozizeptoren, die durch die Entzündungsreaktion sensibilisiert wurden. Zu diesen Stoffen gehören:

- das Histamin; es bewirkt kurzfristig nach dem Entzündungsreiz eine Erhöhung der Durchlässigkeit (Permeabilität) der Blutgefäßwände,
- das Bradykinin; es führt ebenfalls zu einer Permeabilitätserhöhung und ist außerdem an der Schmerzauslösung beteiligt,
- die Prostaglandine; sie erweitern die Blutgefäße, erhöhen die Permeabilität und sensibilisieren die Nozizeptoren, sowie
- mittelbar die Substanz P; sie wird aus den Nozizeptoren frei gesetzt und ist wahrscheinlich an der Wirkungssteigerung lokaler Entzündungsstoffe beteiligt.

Unter dem Einfluss dieser Substanzen kommt es zur Ausbildung der schon erwähnten lokalen Entzündungszeichen, wobei Ödem und Schmerz vorwiegend die Funktionsbeeinträchtigungen im Entzündungsgebiet und gegebenenfalls auch darüber hinaus hervorrufen (Abbildung 3.8).

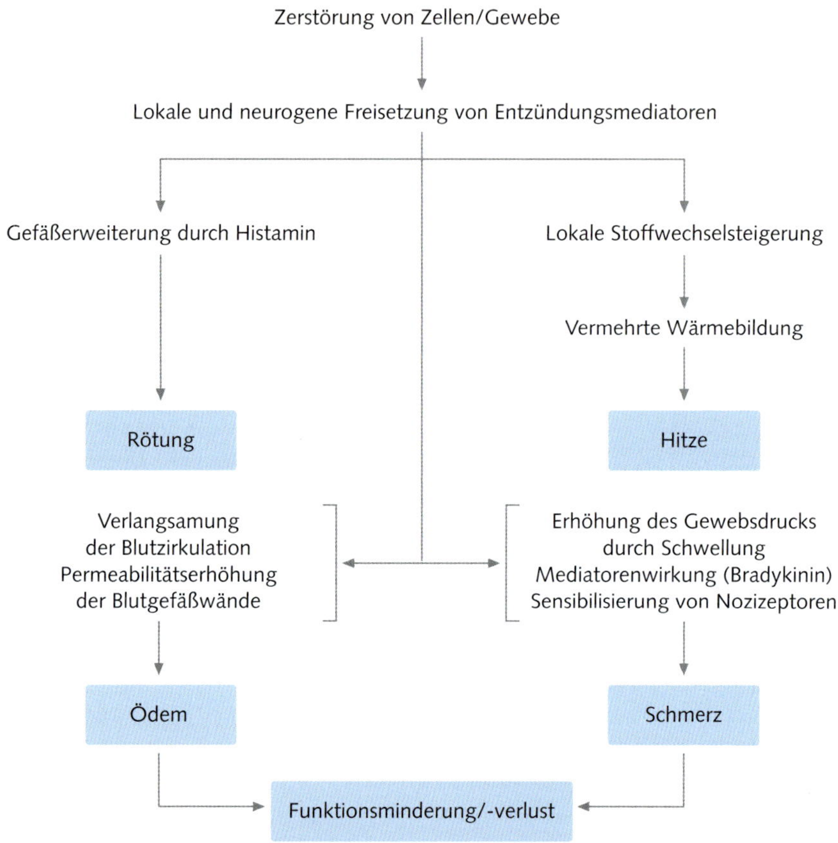

Abb. 3.8 Lokale Symptome der Entzündung und deren Entstehung

3.3.2 Organismische/systemische Reaktionen bei entzündlichen Prozessen

Die systemische Entzündungsreaktion bezieht die Regulations- und Schutzsysteme in den entzündlichen Prozess ein. Ausgelöst wird diese Reaktion vom Zentralen Nervensystem und dort besonders durch Strukturen im Hypothalamus, im Stammhirn und im Limbischen System. Die Regelkreise haben eine anatomische und humorale Basis, verlaufen aus dem Entzündungsgebiet zum Gehirn und werden von dort aus über das Autonome Nervensystem, über Hormone (endokrine Systeme) und über das Immunsystem wirksam. Dabei werden durch das Zentrale Nervensystem einerseits direkt über das Autonome Nervensystem (nerval), andererseits über einen zusätzlichen Vermittler (Endokrinium; nervalhumoral über Neurotransmitter und Hormone) entweder auf das Entzündungsgebiet begrenzte oder auch generalisierte (den ganzen Organismus betreffende) Immunreaktionen

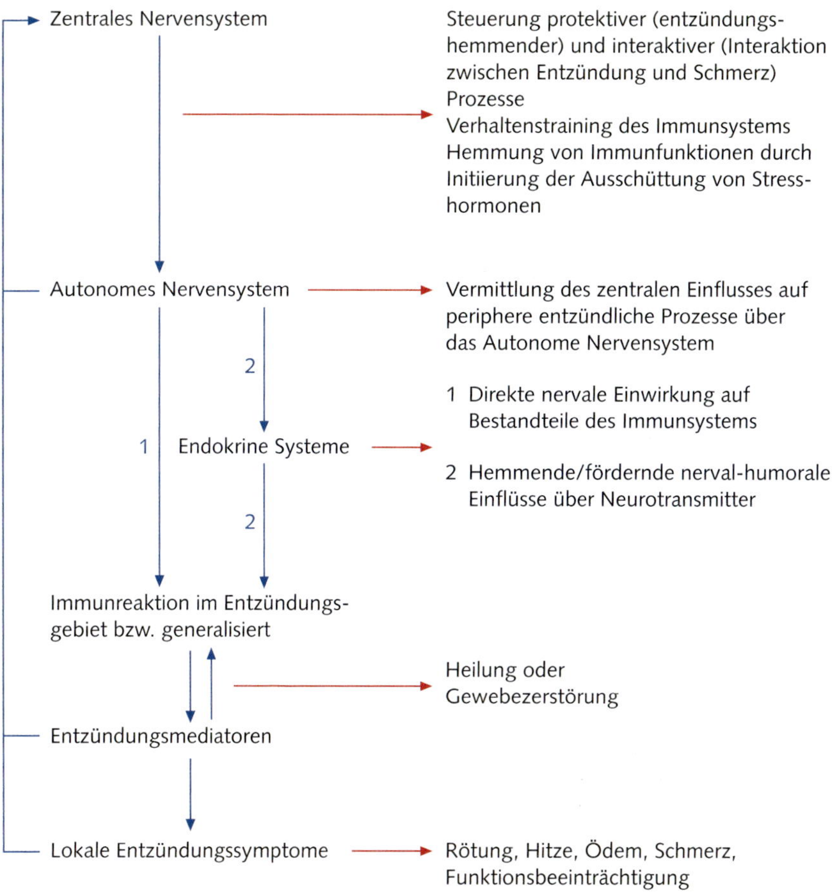

Abb. 3.9 Zusammenspiel von lokalen Vorgängen und zentralen Steuerungsfunktionen bei Entzündungen

ausgelöst. Diese führen in der Regel zur Heilung, können aber bei Defekten im Immunsystem auch eine chronische Gewebezerstörung auslösen und unterhalten (Abbildung 3.9).

Erkrankungen, die auf der Grundlage einer solchen Störung im Immunsystem entstehen, werden als Autoimmunerkrankungen oder auch als immunvermittelte entzündliche Erkrankungen bezeichnet. Ihr Wesen besteht in der Bildung von Autoantikörpern, die sich zerstörend gegen körpereigene Gewebestrukturen richten. Hieran sind verschiedene Komponenten des Immunsystems beteiligt. Dazu zählen vordergründig die T-Zellen und die entzündungsfördernden Zytokine Interleukin-1 und der Tumornekrose-Faktor-α (siehe auch Abschnitt 4.1 – Immunvermittelte entzündliche Erkrankungen). Viele medikamentöse – aber auch physikalische – Therapien und psychotherapeutische Ansätze sind darauf gerichtet, dieses gestörte Gleichgewicht, die teilweise verloren gegangene Immuntoleranz, auszugleichen, indem die zerstörerische Aktivität von Immunzellen beziehungsweise humoralen Immunbestandteilen gebremst oder blockiert wird. Es wird also versucht, das gestörte Immungleichgewicht durch therapeutische Suppression und Modulation zu korrigieren. In Abbildung 3.10 sind diese Zusammenhänge in vereinfachter Form dargestellt.

Von besonderer Bedeutung für die physikalische Therapie chronisch-entzündlicher Prozesse scheint die Fähigkeit des Zentralen Nervensystems zu sein, verschiedene protektive Steuerungsfunktionen miteinander zu verbinden, das heißt, bestimmte Interaktionen auszulösen.

Auf diesem Wege ist es zum Beispiel möglich, durch die extreme Kältereizung der Haut einen entzündlichen Prozess zu beeinflussen, den die Kälte innerhalb der kurzen Einwirkungszeit von drei Minuten auf direktem Wege gar nicht erreichen kann, wie es auch bei der Schmerzreduzierung durch Kälte auf nervalreflektorischem Wege beschrieben wurde.

Immunfunktionen sind zum Teil verhaltensabhängig. Aus der Erfahrung wissen wir das auch. So müssen wir dem Immunsystem die Möglichkeit geben, die allgemeinen und spezifischen Abwehrfunktionen auszubilden, gewissermaßen zu erlernen. Das geschieht in der Auseinandersetzung des Immunsystems mit Faktoren, die den Organismus schädigen. Wenn diese Auseinandersetzung gemieden oder verhindert wird, zum Beispiel durch eine antibiotische Behandlung „banaler Infekte“, dann wird das Immunsystem auf Dauer geschwächt und kann seine Aufgaben nicht erfüllen. Auch andere Verhaltensweisen, wie Stressverarbeitungsstörungen, chronische Schlaf-

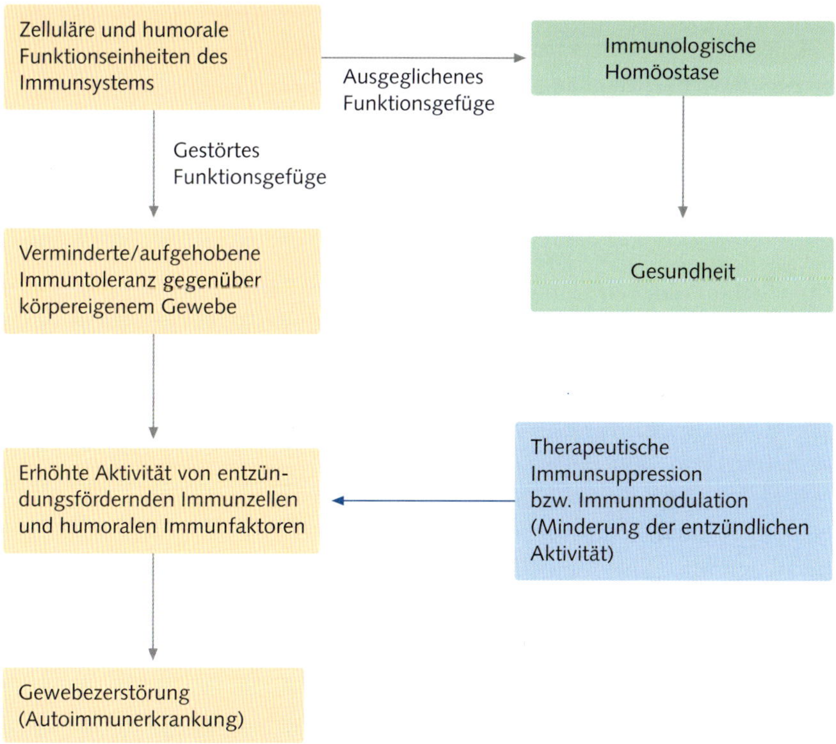

Abb. 3.10 Autoimmunreaktion (vereinfachte Prinzipdarstellung)

störungen, übermäßiger Alkohol- beziehungsweise Nikotingenuss und auch abträgliche soziale Faktoren (Aussichts- und Einflusslosigkeit) können zur Schwächung des Immunsystems beitragen. Diese Zusammenhänge werden hier erwähnt, weil sie leider oft bei eingeleiteten medikamentösen oder anderen Therapien unbeachtet bleiben und so für einen therapeutischen Misserfolg gesorgt wird.

Ähnlich wie die Berücksichtigung dieser Faktoren kann für eine erfolgreiche Therapie auch das Training von Immunfunktionen mit psychologischen Methoden von Bedeutung sein. Man weiß seit langem, dass auf diesem Wege sowohl eine Stimulation als auch eine Suppression von Immunkomponenten möglich ist. Worum geht es dabei?

Ausgangspunkt war die Erforschung der bedingten Reflexe durch den Nobelpreisträger I. P. Pawlow (1848–1936). Er fand Folgendes heraus: Wenn ein indifferenter Reiz mit einem anderen Reiz, der einen angeborenen Reflex auslöst, gekoppelt wird, dann reicht nach einer Trainingsphase der indifferente Reiz für sich alleine aus, um den angeborenen Reflex hervorzurufen. Dieser Vorgang hat die Bezeichnung „Klassische Konditionierung" erhalten. Auf der Grundlage der Pawlowschen Versuche zur höheren Nerventätigkeit und in Weiterführung seiner Lehre sind vielfältige psychologische und psychophysiologische Verfahren entwickelt worden, mit deren Hilfe es möglich ist, bestimmte krankhafte Zustände therapeutisch zu beeinflussen. Dazu gehören neben dem operanten Konditionieren (Beispiel: Schmerzverhalten kann durch Reaktionen aus dem Umfeld je nach Art der Reaktion verstärkt oder auch gelöscht werden; siehe auch Abschnitt 3.2 – Schmerzhemmung) vor allem Methoden, die auf einer Autosuggestion beruhen und sehr wirksam Standardtherapien unterstützen können. Am bekanntesten sind wohl das „Autogene Training", eine Methode der Selbstentspannung, bei der durch mentale Vorsatzbildungen ein Entspannungszustand erreicht wird, und die „Progressive Muskelrelaxation" nach Jacobson, die bewusst herbeigeführte Spannungsveränderungen der Muskulatur zur Erzielung einer seelischen Beruhigung nutzt. Wenn auch mit unterschiedlichen Zugangsmethoden, so sind doch beide Verfahren darauf gerichtet, die Aktivitätslage im Autonomen Nervensystem zu regulieren und damit gleichzeitig die Selbstheilungskräfte des Organismus zu unterstützen. Ihre Mobilisierung wird auch durch eine positive Erwartungshaltung, körperliche und geistige Aktivität, Selbstbestimmung von Therapiezielen, Verhaltensvorsatzbildung sowie Visualisierungstechniken unterstützt. Letztere wurden von O. C. Simonton, S. Matthews Simonton und J. Creighton entwickelt. Mit Hilfe dieser Techniken ist es möglich, sich therapieunterstützende Immunfunktionen bildlich vorzustellen und deren therapeutische Aktivität auf das krankhafte Geschehen (Krebs, chronische Gelenkerkrankung und andere) zu lenken (siehe auch: Weiterführende Literatur).

3.3.3 Einwirkung von Ganzkörperkälteanwendungen auf entzündliche Prozesse

Die bisherigen Ausführungen in diesem Kapitel weisen schon darauf hin, dass der Behandlung von Entzündungen mit Ganzkörperkälte in Analogie zur Schmerztherapie miteinander verzahnte Wirkungsmechanismen zugrunde liegen müssen. Klinische Beobachtungen, gezielte Studien zum Verhalten einzelner Komponenten des Immunsystems unter Ganzkörperkälte-

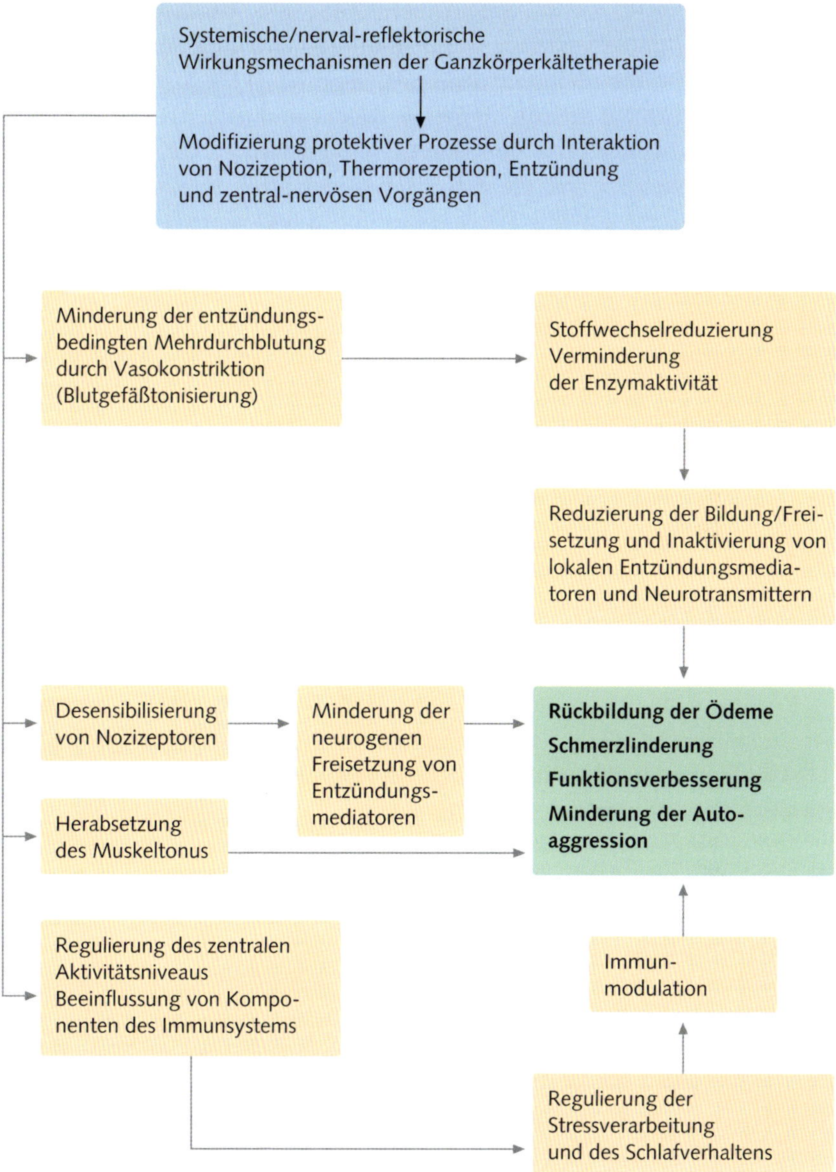

Abb. 3.11 Die Anwendung der Ganzkörperkältetherapie bei Entzündungen

einwirkung sowie neuro- und thermophysiologische Erkenntnisse sprechen dafür, dass die klinisch erwiesene Entzündungshemmung durch die in der Abbildung 3.11 dargestellten Zusammenhänge zu erklären ist.

Generell kann man davon ausgehen, dass es unter der Ganzkörperkältetherapie zu einer zentral gesteuerten Modifizierung von systemischen Schutzfunktionen kommt, die sich auf die Interaktion zwischen Thermorezeption, Nozizeption sowie lokalentzündlichen und zentralen – im Zentralen Nervensystem ablaufenden – Vorgängen bezieht. Die klinischen Ergebnisse der Entzündungshemmung, nämlich

- die Rückbildung der Ödeme,
- die Schmerzlinderung,
- die Minderung der Autoaggression und
- die Funktionsverbesserung entzündlicher Gelenke

sind auf diese Modifizierung zurückzuführen. Aus ihr resultieren im Einzelnen lokale und systemische Einflüsse, wie

- die Blutgefäßtonisierung, in deren Folge über eine Stoffwechselreduzierung im Entzündungsgebiet die Aktivität von lokalen Entzündungsmediatoren und Neurotransmittern gemindert wird,
- die Desensibilisierung im nozizeptiven System mit dem Ergebnis einer Schmerzlinderung oder -aufhebung und Reduzierung der neurogenen Freisetzung von Entzündungsmediatoren,
- die Herabsetzung des Muskeltonus als Voraussetzung für die Beseitigung von schmerz- und entzündungsbedingten muskulären Funktionsstörungen,
- die Immunmodulation über die Regulierung des zentralen Aktivitätsniveaus und die Beeinflussung von zellulären und nichtzellulären Immunkomponenten [(9)].

3.4 Skelettmuskulatur und Kältewirkung

Die Funktionen der Skelettmuskulatur – im Folgenden einfach „Muskulatur" genannt – sind die Grundlage aller Körperbewegungen. Sie ermöglichen uns das Stehen, das Gehen und Laufen, Arbeit und Sport, die Einwirkung auf die Umwelt, und sie sind eine wichtige Kommunikationsvoraussetzung. Störungen der Muskelfunktionen haben deshalb erhebliche Auswirkungen, nicht nur auf die Gesundheit, sondern vor allem auch auf die Lebensqualität schlechthin.

Die therapieunterstützende Wirkung der Kälte bei einigen Erkrankungen der Muskulatur ist seit langer Zeit bekannt. So können beispielsweise durch großflächige Einwirkung von Kältereizen auf die Körperoberfläche die Voraussetzungen für die gymnastische Therapie spastischer Muskulatur verbessert werden.

Eine Form der Reaktion der Muskulatur auf Kälte, die uns allen bekannt ist, ist das Kältezittern. Es tritt bei Unterkühlungsgefahr auf und wird vom Thermoregulationszentrum, das sich im Hypothalamus befindet, ausgelöst. Dieses Zittern, das wir nicht kontrollieren können, beschleunigt den Muskelstoffwechsel. Die dabei zusätzlich entstehende Wärme dient der Aufrechterhaltung der Korperkerntemperatur bei Gefahr ihres Absinkens – also zum Beispiel dann, wenn andere Regulationsvorgänge, wie die Einschränkung des Wärmetransports vom Körperkern zur -oberfläche durch Verengung der Hautblutgefäße, nicht mehr ausreichen. Das Zittern hat also eine Schutzfunktion, ist aber nicht die einzige Reaktion, die ein Muskel auf Kältereize zeigt. Bevor wir uns damit im Einzelnen befassen werden, wird es notwendig sein,

- Aufbau, Funktion und nervale Steuerung sowie
- die Blutversorgung

der Muskulatur kennen zu lernen. Auf den Muskelstoffwechsel, auf die Eigenschaften und Besonderheiten der Muskelfasern sowie auf die leistungssteigernde Wirkung der Ganzkörperkälte wird im Kapitel 6 (Ganzkörperkälteanwendung im Leistungssport) eingegangen.

Die Muskulatur besteht aus Muskelzellen, auch als Muskelfasern bekannt, die den jeweiligen Muskel in voller Länge durchziehen, und die zu Faserbündeln zusammengefasst sind. Spezifische Eiweißstrukturen der Muskelfasern, die kontraktilen Myofibrillen, haben die Fähigkeit, sich auf einen Nervenimpuls hin zusammenzuziehen und bewirken damit in ihrer Gesamtheit eine Muskelkontraktion.

Die Bewegungsabläufe, auch als Motorik bezeichnet, werden durch Reflexe im Rückenmark und durch im Gehirn gespeicherte Programme gesteuert. Dabei erfüllt die Motorik eine Stütz- und eine Zielfunktion. Die Stützmotorik sichert das Stehen und das Gehen, die Zielmotorik dagegen erlaubt gezielte Bewegungen, wie wir sie täglich in Form von Arm- oder Handbewegungen, in der Regel in kompliziertem Zusammenspiel mehrerer Muskelgruppen, ausführen. Ohne eine intakte Stützmotorik ist die Zielmotorik nicht möglich. Die Koordination zwischen beiden erfolgt im Stammhirn. Die Zielmotorik, einschließlich der Handlungsmotivation, geschieht auf der Grundlage von Bewegungsprogrammen. Die Steuerung der

Muskelaktionen insgesamt wird von motorischen Zentren, die über das gesamte Zentrale Nervensystem bis hin zur Großhirnrinde (dem Kortex) verteilt sind, übernommen. Je höher das jeweilige motorische Zentrum im Zentralen Nervensystem angeordnet ist, um so größer ist seine funktionell-hierarchische Bedeutung. So laufen auf den einzelnen Ebenen des Rückenmarks die spinalen motorischen Reflexe ab. Sie werden durch nervale Signale aus der Peripherie (Afferenzen aus der Muskulatur selbst und aus den Sehnen über Körperstellung und Gliedmaßenpositionen, sowie über optische und taktile Sinnesinformationen und Afferenzen aus dem Gleichgewichtssinn) ausgelöst. Sie sind die Grundlage der so genannten Elementarbewegungen, die aber durch übergeordnete Zentren erregend oder hemmend beeinflusst werden. Die sensorischen Meldungen aus der Peripherie sind darüber hinaus für die geordneten Aktionen der Stütz- und Zielmotorik von außerordentlicher Bedeutung. Sie gewährleisten die ständige Kontrolle der Bewegungen durch die Sinnesorgane. Sie werden auf allen Ebenen des Zentralen Nervensystems mit den Efferenzen – Nervenimpulsen, die vom Gehirn in die Muskulatur geleitet werden und dort eine Kontraktion auslösen – verschaltet. Dieses sehr komplizierte Zusammenspiel wird als Sensomotorik bezeichnet. Aus ihm erklärt sich, dass fehlerhafte sensorische Informationen, zum Beispiel krankheitsbedingt, zu erheblichen Störungen in der Bewegungskoordination führen können. Sensorik und Motorik bilden quasi vielfältige Regelkreise.

Für die Auslösung einer sinnvollen Muskelaktion müssen mehrere anatomisch-funktionelle Voraussetzungen gegeben sein:

- der Muskel selbst mit seinen Sensoren, den Muskelspindeln, die die Muskellänge messen,
- die Sehnen mit ihren Sensoren, die die Muskelspannung messen (diese werden im Folgenden vernachlässigt, da ihre Funktion der der Muskelspindeln gleicht),
- Nervenzellen des Rückenmarks, von denen aus Nervenbahnen zu den Muskelspindeln beziehungsweise direkt zu den Muskelfasern verlaufen,
- Schaltstationen im Rückenmark, in die zentrale und fremdreflektorische Antriebe einmünden,
- im Zentralen Nervensystem höher gelegene Generationsquellen der zentralen Antriebe für die Muskulatur.

Diese einzelnen Elemente sind in der Abbildung 3.12 grob schematisch dargestellt. Wie läuft ihr Zusammenwirken ab?

Kälteeinwirkung auf die Haut → α-Aktivierung, γ-Hemmung
Verbesserte Rekrutierung motorischer Einheiten

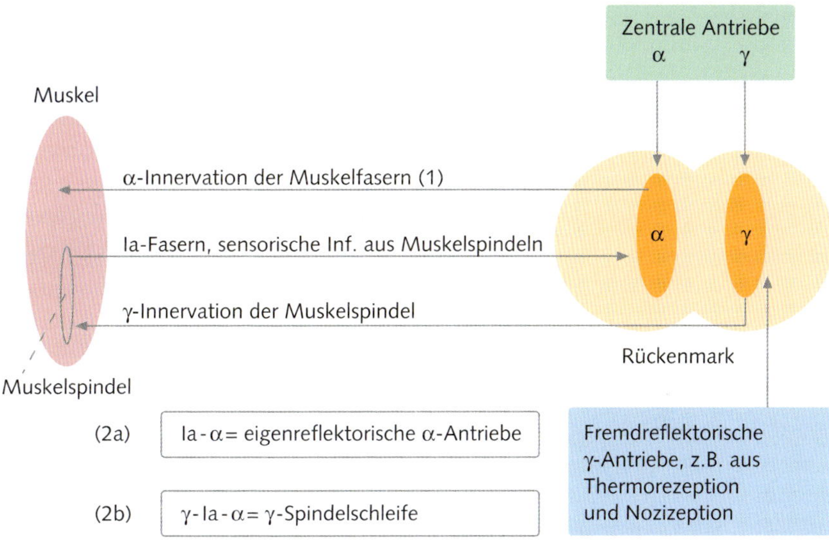

Abb. 3.12 α- und γ-Motoneuronensystem

Die Muskulatur wird nerval über die α- und γ-Motoneuronen des Rückenmarks versorgt, wobei letztendlich alle Impulse, die den Spannungszustand der Muskulatur verändern, über die α-Motoneuronen an die Muskelfasern herangetragen werden. Das ist auf zwei Wegen möglich. Erstens geschieht das durch direkte Erregungsübertragung auf den Muskel über die α-Motoneuronen infolge zentraler Antriebe (in Abbildung 3.12 mit (1) gekennzeichnet). Der zweite Innervationsweg läuft über die Muskelspindeln. Ihre sensorischen Informationen (Afferenzen, Ia-Fasern) werden im Rückenmark in die α-Motoneuronen eingespeist und lösen so eine Muskelaktivität aus (2a). Sie werden auch als eigenreflektorische α-Antriebe bezeichnet.

Die Muskelspindeln haben aber auch eine eigene efferente Nervenversorgung und zwar über die γ-Motoneuronen. Dieser Weg der Auslösung von Muskelaktionen ist die so genannte γ-Spindelschleife (2b).

Das α- und das γ-Motoneuronensystem sind in ihrer Aktivität eng miteinander verknüpft. Eine isolierte Erregung nur des einen oder anderen

Systems gibt es unter physiologischen Bedingungen praktisch nicht. Dabei kommt der γ-Innervation gegenüber der α-Innervation als dem grundlegenden Erregungsweg eine modulierende Aufgabe zu. Auch ist von Bedeutung, dass erregende Impulse immer mit hemmenden gekoppelt sind.

In die γ-Spindelschleife fließen außer den zentralen Antrieben fremdreflektorische γ-Antriebe ein. Sie stammen unter anderem aus der Thermorezeption und aus der Nozizeption. Der Spannungszustand der Muskulatur kann über diesen Weg zum Beispiel durch Wärme-, Kälte- und Schmerzreize, die von der Haut oder auch von anderen Organen oder Körperteilen ausgehen, beeinflusst werden. Wir kennen diese Mitreaktion der Muskulatur als Verspannungszustand, ausgelöst durch Schmerzen außerhalb des betroffenen Muskels. Wenn diese Fremdreize sehr stark sind und länger andauern, dann bleibt die Einwirkung auf die Muskulatur nicht auf die eine, in die Erregung einbezogene Ebene des Rückenmarks begrenzt, sondern sie schreitet fort und erfasst weitere Ebenen, so dass schließlich nicht nur ein Muskel, sondern ganze Muskelgruppen einbezogen werden können.

Das γ-Motoneuronensystem ist für die Muskelspannung von großer Bedeutung. Die Einwirkung erfolgt, wie wir gesehen haben, über die Muskelspindeln. Sie kann spannungsfördernd, aber auch -hemmend sein. Welche Komponente jeweils zur Wirkung kommt, hängt von bestimmten Faktoren ab. Wie ist das zu verstehen?

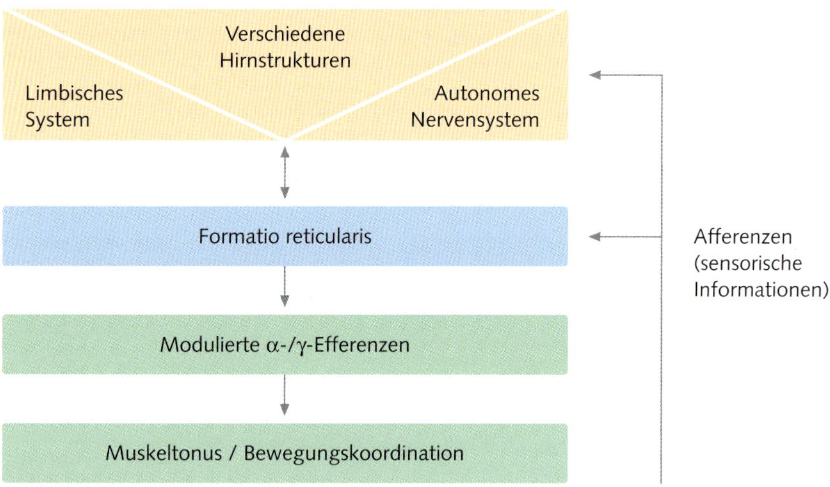

Abb. 3.13 Muskeltonuskontrolle über die Formatio reticularis

Außer den fremdreflektorischen γ-Antrieben, die auf segmentaler Rückenmarksebene auf den Spannungszustand der Muskulatur Einfluss nehmen, wirken auf das γ-Motoneuronensystem aber auch nervale Strukturen ein, die im Zentralen Nervensystem höher gelegen sind. Vor allem ist das die Formatio reticularis (Abbildung 3.13). Alle Nervenbahnen, die sensorische Informationen zu den verschiedensten Hirnbereichen transportieren, haben Verbindungen zu dieser Region. Die Formatio reticularis ist ihrerseits wiederum auf vielfältige Weise mit anderen Teilen des Gehirns verbunden, die den Spannungszustand der Muskulatur und auch die Bewegungskoordination regulieren. Auf diesem Wege wird gesichert, dass die Aktivität der zentralen Antriebe nicht losgelöst vom augenblicklichen Spannungszustand der zu innervierenden Muskeln erfolgt.

Im Mittelpunkt der Kältewirkung auf die Muskulatur stehen zwei Effekte, nämlich

1. die Modifizierung der Innervation und
2. die Veränderung der Muskeldurchblutung.

Die Innervationsprinzipien der Muskulatur haben wir schon kennen gelernt, so dass wir uns jetzt darauf stützen können.

Bei lokaler kutaner Kälteanwendung (etwa in Form von Eispackungen) werden in Abhängigkeit von der Anwendungsdauer am Ort der Applikation auch tiefer liegende Gewebeschichten von der Kälte erfasst, teilweise auch die Muskulatur. Das ist bei der Ganzkörperkälte, die ja maximal drei Minuten einwirkt, nicht der Fall. Wie wir bereits gesehen haben, beschränkt sich ihre Wirkung auf die Körperoberfläche und löst dadurch nerval-reflektorische Vorgänge aus. Soweit es ihre Wirkung auf die Muskulatur (genauer gesagt, auf den Spannungszustand der Muskulatur) betrifft, ist das Zusammenspiel der durch Kältereize ausgelösten fremdreflektorischen γ-Antriebe (Aδ-Afferenzen) mit den γ-Motoneuronen, die zu den Muskelspindeln führen (Abbildung 3.12), von besonderer Bedeutung. Auf diesem Wege und durch die Einbeziehung dieser Afferenzen in höher gelegene Hirnstrukturen (Abbildung 3.13) kann der Spannungszustand der Muskulatur verändert werden.

α- und γ-Motoneuronen reagieren unterschiedlich auf fremdreflektorische Einflüsse, die durch Kälte ausgelöst werden: α-Motoneuronen werden aktiviert, γ-Motoneuronen dagegen gehemmt. Das Ergebnis ist eine Minderung des Muskeltonus. Erfahrene Muskeltherapeuten wenden deshalb auch bei spastischen Muskelerkrankungen vor den gymnastischen Übungen Kälte an, um den Spasmus zu reduzieren und damit bessere Bewegungsvoraussetzungen zu erreichen (siehe auch Abschnitt 4.6). Für die Auslösung dieses Effekts spielt offensichtlich auch das C-Nervenfasersystem – wir haben es bei der Beschreibung der nervalen Vorgänge beim Schmerz schon kennen gelernt – eine gewisse Rolle. Die Sensoren dieser Fasern sind ebenfalls polymodal, das heißt, sie reagieren auf mehrere Reizarten, darunter auch auf den Kältereiz. Auf Grund dieser Eigenschaft scheinen Kälteafferenzen, die auf diesem Wege in die Muskelinnervation gelangen, zumindest an der initialen Spasmusreduzierung beteiligt zu sein.

Summarisch betrachtet ermöglichen diese kälteinduzierten Veränderungen in der Innervation einen therapeutischen Ansatz bei spastischen Muskelerkrankungen zentraler (zerebraler) Genese, aber auch bei Muskelverspannungen anderer Ursache.

Die Blutversorgung der Muskulatur ist für ihre Leistungsfähigkeit von zentraler Bedeutung. Über das Blut erhält der Muskel Sauerstoff und Nährstoffe, über das Blut werden die Endprodukte des Muskelstoffwechsels abtransportiert. Die Blutmenge, die dem Muskel aktuell zufließt, ist im Wesentlichen von der abgeforderten muskulären Leistung abhängig. Die der Leistung entsprechende Blutversorgung wird durch die Anpassung der Herzleistung und über die Weitstellung der Blutgefäße im Kapillargebiet des Muskels erreicht. Parallel zur Gefäßweitstellung im arbeitenden Muskel wird der Blutzustrom zum inaktiven Teil der Muskulatur gedrosselt. Gesteuert wird dieser Verteilungsmechanismus einmal nerval über das Autonome Nervensystem und zum anderen chemisch durch Substanzen in der Muskulatur selbst.

Die Blutversorgung des Muskels ist aber auch von seinem Kontraktionszustand abhängig. Ein erhöhter intramuskulärer Druck mindert die Blutzufuhr und bei maximaler Anspannung kommt sie sogar völlig zum Erliegen. Das Ergebnis ist eine Begrenzung beziehungsweise das völlige Sistieren der Muskelleistung.

Krankheitsbedingte Erhöhungen der Muskelspannung (Spastik, reflektorisch oder psychisch hervorgerufene Verspannungen) müssen auch aus diesem Grunde auf therapeutischem Wege gemindert oder beseitigt werden.

Muskeltraining, besonders Ausdauertraining, verbessert die Blutversorgung der Muskulatur durch Gefäßweitstellung, Neubildung/Verlängerung der Kapillaren und Öffnung ansonsten „ruhender" Blutgefäße. Zusammen führt das zu einer insgesamt erhöhten Verweildauer des Bluts im Muskel und damit zu einem verbesserten Gas- und Stoffaustausch.

Thermische Reize, die auf die Haut einwirken, haben Einfluss auf die Muskeldurchblutung. Dauer und Stärke des Reizes sowie Größe der Reizfläche entscheiden maßgeblich darüber, wie groß dieser Einfluss ist. Zur direkten Erwärmung beziehungsweise Abkühlung der Muskulatur ist nur die Langzeittherapie befähigt, das heißt, es sind Behandlungszeiten erforderlich, die weit über den Minutenbereich hinausgehen. Lokale Wärmeeinwirkung in dieser Form erweitert im Anwendungsbereich die Blutstrombahn der Muskulatur und führt zu einer verbesserten Durchblutung. Wärmeeinwirkung auf die gesamte Körperoberfläche zeitigt dagegen ein anderes Ergebnis, wie Abbildung 3.14 zeigt. Die Muskeldurchblutung wird in diesem Falle vermindert. Erst mit einer Abkühlung der Haut wird sie wieder gesteigert, was wahrscheinlich auf eine reflektorisch hervorgerufene Umverteilung zurückzuführen ist.

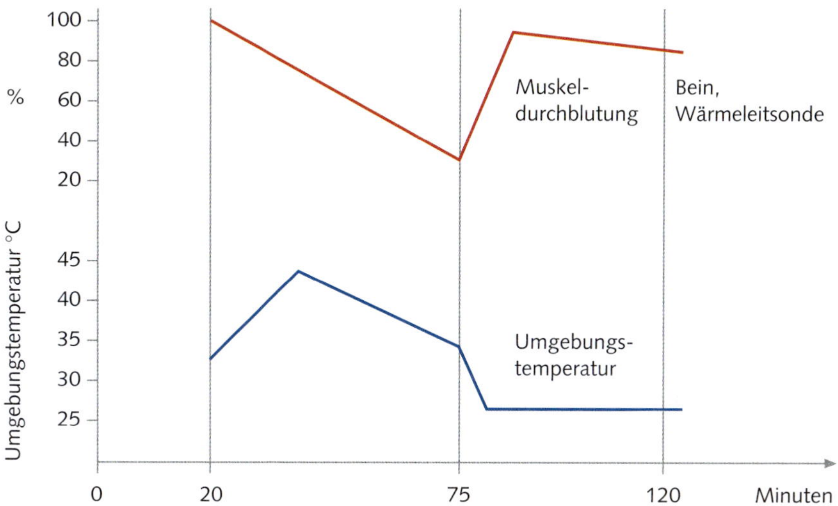

Abb. 3.14 Veränderung der Muskeldurchblutung bei Anstieg beziehungsweise Absinken der Umgebungs-/Hauttemperatur n. Barcroft et al., 1955; zit. bei (29)

Bei der Ganzkörperkältetherapie kann man wahrscheinlich von einem ganz ähnlichen Mechanismus ausgehen, nur dass er hier durch die weitaus größere Reizintensität in viel kürzerer Zeit ausgelöst wird und in stärkerem Ausmaß zu erwarten ist. Dafür sprechen auch die Ergebnisse sportmedizinischer Untersuchungen zum Muskelstoffwechsel, die wir im Kapitel 6 kennen lernen werden. Eine direkte Beeinflussung der Muskeltemperatur und damit der Reaktionen der Blutgefäße ist ja in Anbetracht ihrer Kurzzeitwirkung ausgeschlossen.

3.5 Regulation des zentralen Aktivitätsniveaus durch die Ganzkörperkälteanwendung und ihre leistungssteigernde Wirkung

In den vorangegangenen Abschnitten dieses Kapitels haben wir bereits den Einfluss der Kälte auf einige Vorgänge im Zentralen Nervensystem kennen gelernt, so ihren Eingriff in die Schmerzwahrnehmung, in zentrale Schutzmechanismen bei entzündlichen Prozessen und in die Regulation des Muskeltonus.

Aus der täglichen Erfahrung ist uns geläufig, dass thermische Reize – Wärme oder Kälte – die psychophysische Aktivitätslage durchaus unterschiedlich beeinflussen können. So lösen hohe Umgebungstemperaturen, besonders wenn wir uns ihnen längere Zeit aussetzen, Trägheit, Bewegungsunlust und schließlich Müdigkeit, Schwäche und Erschöpfung aus. Kälte dagegen, noch dazu, wenn sie als kräftiger Reiz auf die gesamte Körperoberfläche wirken kann, ruft das Gefühl von Frische und Wachheit hervor, die Erwartungshaltung wird gesteigert, es tritt eine Entmüdung ein, das Assoziations- und Koordinationsvermögen wird verbessert.

Mehr noch: Die Kälte wirkt in Abhängigkeit vom individuellen Aktivierungsniveau unterschiedlich. Bei sympathikotoner Ausgangslage, das heißt, der Erregungszustand ist erhöht, tritt nach Kälteanwendung eine Beruhigung ein und zum Beispiel das Schlafverhalten – bei dieser Erregungslage häufig gestört – wird gebessert. Bei parasympathikotoner Ausgangslage (der dämpfende Teil des Autonomen Nervensystems dominiert) dagegen führt Kälte zur Anregung psychophysischer Funktionen [(4)]. Einige dieser Effekte scheinen für die leistungssteigernde Kältewirkung – im Kapitel 6 wird ausführlich darauf eingegangen – von ausschlaggebender Bedeutung zu sein. Als Beispiel sei nur ihr Einfluss auf Erwartungshaltung und Koordinationsvermögen genannt.

Die angeführten Wirkungen sind auch während der Ganzkörperkältetherapie zu beobachten. Oft hört man von Patienten, die aus ganz anderen Gründen in die Kältetherapiekammer gehen, nach etwa fünf bis zehn Expositionen: „Ich schlafe wieder besser", „Ich bin gelassener" oder „Ich kann jetzt mit Stresssituationen besser umgehen". Das sind solche Reaktionen des Organismus auf die Kältereize. Es soll versucht werden, diese angenehmen

Nebenwirkungen ursächlich zu erläutern, zumal sie dazu geführt haben, dass das ursprüngliche Indikationsspektrum der Ganzkörperkältetherapie erweitert werden konnte.

Wahrscheinlich kommt der zentralen Wirkung der Ganzkörperkälte eine den nervalreflektorischen Mechanismen zumindest ebenbürtige (wenn nicht sogar größere) Rolle zu.

Das zentrale Aktivitäts- beziehungsweise Erregungsniveau wird durch verschiedene Regulationssysteme auf unterschiedlichen hierarchischen Ebenen des Zentralen Nervensystems gesteuert und durch Umwelteinflüsse wie soziale Kontakte, physikalische Reize und psychophysische Anforderungen beeinflusst. In die Steuerung sind neuronale Strukturen (Sensoren in der Körperperipherie, Verschaltungen auf Rückenmarksebenen mit aufsteigenden [afferenten] und absteigenden [efferenten] Nervenbahnen, verschiedene Hirnregionen, das Autonome Nervensystem) und auch hormonelle Systeme einbezogen. Sie wirken in verschiedenen miteinander verknüpften Regelkreisen und in Hierarchien zusammen, wobei der Integrationsgrad zwischen ihnen von peripher nach zentral hin zunimmt. Das Resultat dieses Zusammenwirkens ist in der Regel ein situationsangemessener Erregungszustand des Gesamtorganismus. Was dies bedeutet, sei im Folgenden an einigen Beispielen verdeutlicht:

– Wir überreagieren nicht, sondern verhalten uns den Erfordernissen entsprechend.
– Stresshormone werden nach Menge und Zeit nur in dem Maße zur Verfügung gestellt, wie sie zur positiven Bewältigung von Problemen erforderlich sind.
– Die Herzschlagfrequenz ist dem Erregungszustand beziehungsweise den muskulären Erfordernissen angemessen und klingt nach Beruhigung/ Beendigung der Muskelarbeit wieder ab.
– Der Spannungszustand der Muskulatur entspricht den physischen und psychischen Anforderungen, es existieren keine reflektorisch bedingten, andauernden Verspannungen.

Diese Reaktionen sind keine reinen Reflexantworten auf Reize, sondern sie werden durch das Zentrale Nervensystem eingeleitet und auch gesteuert. So werden notwendige Zustandsänderungen von Organfunktionen bereits eingeleitet, bevor die eigentliche Anforderungssituation überhaupt eintritt. Die Herzschlagfrequenz und die Muskelanspannung nehmen zu, wenn zum Beispiel eine sportliche Leistung in Kürze abgefordert wird.

Angedeutet ist die Komplexität dieser Vorgänge in der Abbildung 3.15 wiedergegeben. Sie zeigt das Zusammenwirken von

- Formatio reticularis,
- Hypothalamus,
- Autonomem Nervensystem,
- Limbischem System,
- Großhirnrinde und
- endokrinen Systemen

bei der Steuerung des zentralen Aktivitätsniveaus.

Die Formatio reticularis ist ein im Hirnstamm und im Zwischenhirn gelegenes Geflecht von Nervenzellanhäufungen. In ihr werden die aus der Körperperipherie und aus anderen Hirnarealen eintreffenden Informationen miteinander verknüpft. Sie hat vielfältige auf- und absteigende Verbindungen, so zum Limbischen System, zum Hypothalamus und zur Großhirnrinde. Sie wirkt sowohl erregungsverstärkend als auch -hemmend und sorgt dafür, dass die eintreffenden Impulse zu einem ausgeglichenen Ganzen verarbeitet werden. So ist sie unter anderem an der Regulierung des Bewusstseins und Wachzustands und weiterer Aktivitäten der Großhirnrinde sowie des Autonomen Nervensystems beteiligt.

Über die Verbindung zum Limbischen System wird die Einbeziehung der emotionalen Komponente in diesen Steuerungsmechanismus gesichert.

Der Hypothalamus ist das Regulierungszentrum für das Autonome Nervensystem. Es sorgt für die Funktionsausgewogenheit in diesem, unserem Willen in der Regel nicht zugängigen Teil des Nervensystems. Das Autonome Nervensystem versorgt – ausgehend von Hirnstamm und Rückenmark mit seinen drei Bestandteilen (siehe auch Abbildung 3.15) die inneren Organe, wobei Sympathikus und Parasympathikus in vielen Fällen gegensätzlich wirken: ersterer erregend, letzterer hemmend. Normalerweise resultiert daraus ein ausgewogenes Erregungsniveau, uns als seelische Ausgeglichenheit erkennbar. Dieser Zustand ist aber störanfällig, das heißt, der sympathische oder der parasympathische Anteil kann gesundheitsstörend dominant sein. Am Beispiel des Verhaltens der Herzschlagfrequenz ohne entsprechende körperliche Belastung können wir diese Fehlleistung sehr gut beobachten: übermäßig hohe Ruhefrequenz bei sympathikotoner und sehr niedrige bei parasympathikotoner Reaktionslage, eventuell auch unter Belastung (siehe auch Kapitel 6 – Ganzkörperkälteanwendung im Leistungssport). Der Hypothalamus nimmt über den Sympathikus auch Einfluss auf

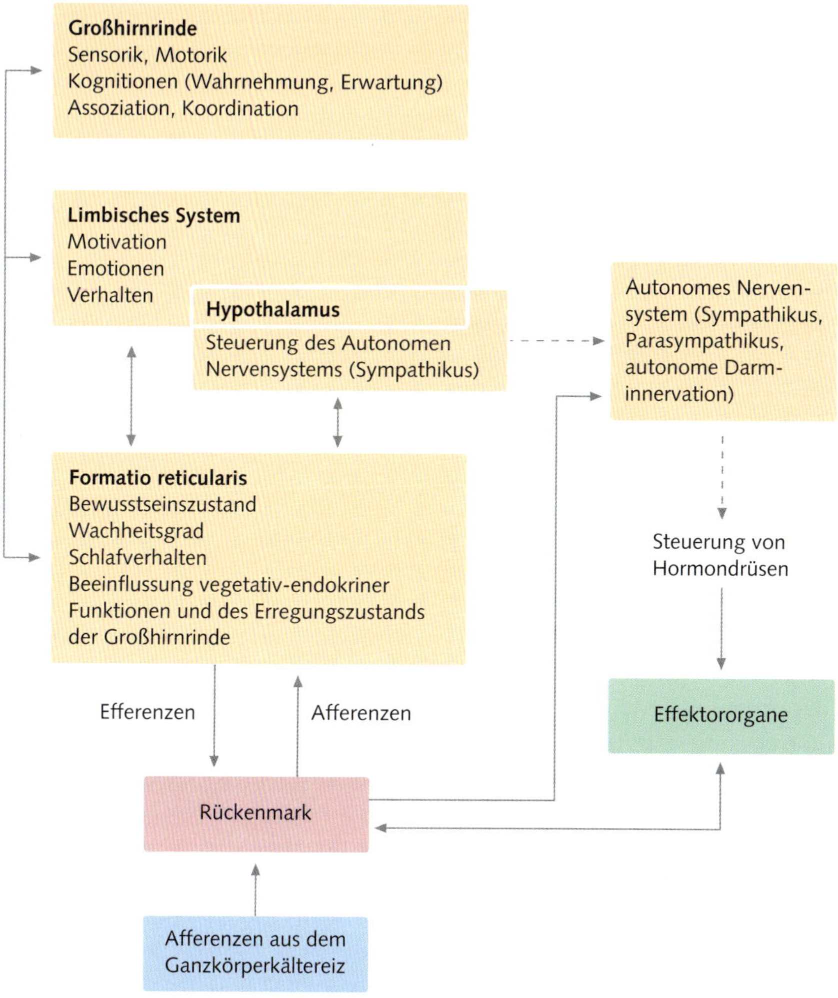

Abb. 3.15 Grobschematische Darstellung des Beziehungsgeflechts neuronaler und endokriner Strukturen zur Steuerung des zentralen Aktivitätsniveaus

die Ausschüttung von Hormonen (Adrenalin, Noradrenalin), die für den emotionalen Stress von Bedeutung sind.

Die im Ergebnis der Ganzkörperkältetherapie zu beobachtenden Effekte, wie Regulation gestörten Schlafverhaltens, seelischer Ausgleich, Stimmungsaufhellung und Leistungsstimulation können offensichtlich sehr wohl durch einen kurzzeitigen, aber extremen Kältereiz ausgelöst werden. Die Wirkrichtung – eher dämpfend (bei Schlafstörungen) oder eher erregend (bei depressiver Reaktionslage) – ist vom Erregungsniveau zu Beginn der Kältetherapie abhängig.

Wie muss man sich das Zustandekommen dieser Wirkungen vorstellen?

Neuronale Erregungen, die aus dem extremen Kältereiz resultieren, werden bereits auf spinaler Ebene (also im Rückenmark) in das Autonome Nervensystem eingespeist. Es ist anzunehmen, dass sie hier in vegetativen Reflexbögen, die Verbindungen zu den inneren Organen und zur Muskulatur haben, wirksam werden. Zum anderen werden die Kälteafferenzen, wie andere sensorische Informationen auch, in die Formatio reticularis geleitet. Die vielfältigen Verbindungen dieser Region machen den Einfluss der Kältereize auf die in der Abbildung 3.15 dargestellten Hirnstrukturen mit entsprechenden Auswirkungen auf die von ihnen gesteuerten Lebensäußerungen wahrscheinlich. So werden durch die neuronale Verarbeitung der Kältereize auf den unterschiedlichen Ebenen – die wiederum über konvergierende und divergierende Verbindungen verfügen und in Hierarchien eingeordnet sind – die Wirkungen der Ganzkörperkälte bei Störungen des Aktivitätsniveaus (Schlafstörungen nichtorganischer Ursache, Stressverarbeitungsstörungen, depressive Reaktionslagen) ebenso erklärbar wie die Leistungsstimulierung und die Verbesserung kortikaler Funktionen (zum Beispiel das Assoziations- und Koordinationsvermögen).

Wie schon bei den anderen Wirkkomponenten der Ganzkörperkältetherapie hervorgehoben wurde, so ist auch bezüglich ihres Einflusses auf das zentrale Aktivitätsniveau davon auszugehen, dass sie – wie viele andere Therapien auch – ihre optimale Wirkung nur im Rahmen eines gut durchdachten therapeutischen Gesamtkonzepts entfalten kann. Sie kann bei sympathikotoner Ausgangslage eine Beruhigung und bei parasympathikotoner Ausgangslage eine psychische Aktivierung initiieren und unterstützen.

3.6 Zusammenfassung

Es war nicht zu umgehen, Sie in diesem Kapitel, in dem die Grundlagen der Ganzkörperkältetherapie zu beschreiben waren, mit theoretischen, hauptsächlich neuronalen Zusammenhängen zu konfrontieren. Ohne die Kenntnis dieser Zusammenhänge wäre aber die in den nächsten Kapiteln folgende Beschreibung der Anwendungsgebiete der Ganzkörperkältetherapie, also ihrer Indikationen, nur schwer verständlich.

Welche Erkenntnisse sollten wir unbedingt in die nächsten Kapitel „hinüberretten"?

Der Ganzkörperkältetherapie liegen nerval-reflektorische sowie neurohumorale Vorgänge und Einwirkungen auf zentrale Steuerungsfunktionen zugrunde, die durch den kräftigen, kurzzeitigen Kältereiz auf nahezu die gesamte Körperoberfläche ausgelöst werden. Nur so scheint es erklärbar, dass ihre zweifelsfreien therapeutischen und stimulierenden Wirkungen nicht nur im Bereich ihrer Eindringtiefe, sondern in tiefer liegendem Gewebe, das dem direkten Zugang auch einer dreiminütigen extremen Kälteeinwirkung verschlossen bleibt, entfaltet werden können.

Die Ganzkörperkältetherapie ist vordergründig schmerzlindernd und entzündungshemmend wirksam. Darüber hinaus beeinflusst sie Spannungszustand (neuronale Aktivierung), Durchblutung und Stoffwechsel in der Skelettmuskulatur. Sie greift regulierend in das gestörte zentrale Aktivitätsniveau ein und hat einen leistungssteigernden Effekt, der hinsichtlich Herz-Kreislauf-Funktion, Energiehaushalt und auch Muskelstoffwechsel ausführlich in einem gesonderten Kapitel – Ganzkörperkälteanwendung im Leistungssport – erläutert wird (Abbildung 3.16).

1. Schmerzlinderung, Schmerzaufhebung
2. Entzündungshemmung / Immunmodulation
3. Wirkung auf die Skelettmuskulatur (Regulation des Tonus, Verbesserung der Durchblutung und des Stoffwechsels, Modifizierung der neuronalen Aktivierung)
4. Funktionsverbesserung der Gelenke
5. Regulation des zentralen Aktivitätsniveaus, psychophysische Leistungsstimulierung, Förderung des Wohlbefindens
6. Ökonomisierung im Herz-Kreislaufsystem und des Energiehaushalts

Abb. 3.16 Wirkungskomponenten der Ganzkörperkältetherapie

4. Indikationen der Ganzkörperkältetherapie

Die Indikationsliste für die Ganzkörperkältetherapie wurde in den letzten Jahren auf der Grundlage theoretischer Erkenntnisse sowie klinischer Studien und Erfahrung immer besser begründet und auch erweitert. Die Auffassungen zu einigen Indikationen sind in den kältetherapeutischen Zentren aber durchaus noch nicht einheitlich.

Die für dieses Buch erarbeitete Indikationsliste (Abbildung 4.1) enthält somit einerseits Krankheiten, bei denen die Ganzkörperkältetherapie hinreichend erprobt ist, wie zum Beispiel entzündlich-rheumatische Erkrankungen, Arthrosen (degenerativ-rheumatische Erkrankungen) und chronische Schmerzen unterschiedlicher Ursache. Andererseits wurden Erkrankungen beziehungsweise gesundheitliche Störungen aufgenommen, bei denen zwar

1. Entzündlich-rheumatische Erkrankungen mit Hauptmanifestation an den Gelenken (Rheumatoide Arthritis, Morbus Bechterew)
2. Degenerativ-rheumatische Erkrankungen (Arthrosen großer und kleiner Gelenke, auch vor und nach endoprothetischer Versorgung, postoperative Ödeme)
3. Hals- und Lendenwirbelsäulen-Syndrome (Diskopathien, Lumbago, Ischiassyndrom), auch prä- und postoperativ
4. Tendopathien (Tennisellenbogen, Entzündungen der Achillessehne, Fersenschmerz)
5. Chronische Schmerzzustände, auch primäre Kopfschmerzen, Schmerz- und Stressverarbeitungsstörungen (Fibromyalgie)
6. Gestörte Regulation des Muskeltonus (Spastik) bei Infantiler Zerebralparese, Multipler Sklerose, Muskelverspannungen, -verhärtungen
7. Stumpfe Traumen der Gelenke und der Muskulatur
8. Schuppenflechte ohne und mit Gelenkbeteiligung
9. Atopische Dermatitis (Neurodermitis), Asthma bronchiale
10. Muskuläre Ermüdungserscheinungen
11. Gleichgewichtsstörungen, Störungen der Bewegungskoordination
12. Störungen des zentralen Aktivitätsniveaus (zentrale Ermüdungserscheinungen, Burn-out-Syndrom, sympathikotone, parasympathikotone und depressive Reaktionslagen, nichtorganische und schmerzbedingte chronische Schlafstörungen)
13. Allgemeine psychophysische Leistungsminderung
14. Immunreaktionsstörungen, ausgelöst durch extreme muskuläre Beanspruchungen, alters- beziehungsweise stressbedingte Funktionseinschränkungen des Immunsystems
15. Primäre hypotone Kreislaufregulationsstörungen

Abb. 4.1 Indikationen der Ganzkörperkältetherapie

klinische Erfahrungen mit positiven Behandlungsergebnissen vorliegen, die aber teilweise noch unterschiedlich beurteilt werden. Das betrifft zum Beispiel das Asthma bronchiale, die angeführten Hautkrankheiten, die zentrale Muskelspastik sowie Störungen des zentralen Aktivitätsniveaus. Einige der analysierten Indikationsspektren enthalten weitere Erkrankungen (Neuralgien, Zustände nach Schlaganfall, Kollagenosen und einige weitere Autoimmunkrankheiten), die nicht in die Erörterung einbezogen werden.

Es bleibt weiteren wissenschaftlichen Untersuchungen vorbehalten, die noch mit Zweifeln behafteten Indikationen besser zu begründen oder auch auszuschließen. So gesehen sind die hier aufgenommenen Indikationen optional, und die Anwendung der Ganzkörperkältetherapie muss in jedem Einzelfall ärztlich geprüft werden.

Einen besonderen Platz nehmen die leistungssteigernden Effekte der Ganzkörperkältetherapie ein. Sie werden deshalb in einem gesonderten Kapitel behandelt werden.

4.1 Immunvermittelte entzündliche Erkrankungen

Bei immunvermittelten entzündlichen Erkrankungen wurden Autoimmunprozesse als ursächlich nachgewiesen, beziehungsweise sie werden als krankheitsauslösend angesehen. Der Kreis dieser Erkrankungen ist groß, kältetherapeutische Erfahrungen liegen bei folgenden vor:

- Rheumatoide Arthritis,
- Morbus Bechterew,
- Schuppenflechte, auch mit Arthritis, und
- Multiple Sklerose.

Wie kommt es zu diesen Erkrankungen?

Das Immunsystem mit seinen hoch spezialisierten Zellen und Eiweißkörpern, den Zytokinen, erfüllt unter physiologischen Bedingungen wichtige Schutzfunktionen für den menschlichen Organismus. Es erkennt schädigende Faktoren, wehrt sie ab oder vernichtet sie über den Weg einer akuten Entzündung (siehe auch Abschnitt 3.3). Das Erkennungspotential entsteht prinzipiell bereits in der embryonalen Entwicklung und wird dann im Laufe des Lebens in der Auseinandersetzung mit Krankheitserregern ständig weiter „geschult" und so zu einer wirksamen Abwehrkraft entwickelt. Es kann aber offensichtlich auch primär (anlagebedingt) oder sekundär (erworben) fehlgesteuert werden. Dabei geht ein Teil dieser spezifischen Eigenschaften, nämlich körpereigene Gewebestrukturen nicht anzugreifen – die so genannte Immuntoleranz –, verloren und es kommt zu autoaggressiven Immunreaktionen, die sich in einer primär-chronischen Entzündung äußern und in deren Folge Gewebe zerstört wird. Warum das geschieht, ist noch weitgehend unklar. Die Genforschung scheint aber mehr und mehr Licht in dieses „immunologische Dunkel" zu bringen. So wurde kürzlich erkannt, dass Defekte auf dem Chromosom Nr. 6 für die Entstehung von Autoimmunerkrankungen verantwortlich sind, unter anderem für die Rheumatoide Arthritis und für die Multiple Sklerose [26]. Auch für den Morbus Crohn, eine chronisch-entzündliche Darmerkrankung, die ebenfalls auf einer Autoaggression beruht (siehe auch Abschnitt 4.10 – Weitere Indikationen), hat man auf dem Chromosom Nr. 16 ein Risiko-Gen gefunden [34].

Obwohl Autoimmunerkrankungen Systemerkrankungen sind, also in der Regel den gesamten Organismus tangieren, haben sie doch ganz spezifische „Erfolgsorgane" (Körperregionen, an denen sie sich in spezifischer Weise und für uns offenkundig abspielen). So sind das zum Beispiel

- bei der Rheumatoiden Arthritis die Gelenke,
- beim Morbus Bechterew vorwiegend die Wirbelsäule,
- bei der Multiplen Sklerose das Zentrale Nervensystem,
- bei der Schuppenflechte (mit Arthritis) die Haut (und Gelenke) und
- beim Morbus Crohn der Darm.

Eine zentrale Rolle spielt bei diesen Prozessen offensichtlich das Zytokin TNF-α (Tumornekrosefaktor-α). Seine Überproduktion durch Zellen des Immunsystems löst eine ganze Kettenreaktion entzündlicher Vorgänge aus. Es wird die autoaggressive Funktion von Immunzellen gefördert, es werden weitere pro-entzündliche Zytokine freigesetzt beziehungsweise aktiviert, und es werden die Blutgefäßwände für aggressive Immunzellen durchlässig, die so in das Zielgebiet einwandern können. Aus diesen immunologischen Erkenntnissen, besonders aus der Entdeckung der zerstörerischen Wirkung von TNF-α, wurden hoch wirksame Therapien entwickelt.

Es ist das Verdienst von Professor Reinhard Fricke, als Erster prinzipiell auf die Möglichkeiten der Einflussnahme auf diese Störungen im Immunsystem mittels Ganzkörperkälteanwendung aufmerksam gemacht zu haben. Mit seinen Untersuchungen zur Ganzkörperkältewirkung bei der Rheumatoiden Arthritis und beim Morbus Bechterew konnte er die (modulierende) Wirkung der Therapie auf das Verhalten von T-Lymphozyten und einiger Zytokine zeigen und damit auf den Angriffspunkt der Ganzkörperkältetherapie bei Autoimmunerkrankungen hinweisen [9].

4.1.1 Rheumatoide Arthritis

In der Behandlung der Rheumatoiden Arthritis nimmt die Ganzkörperkältetherapie inzwischen einen festen Platz ein. Die Behandlungsergebnisse sind in einer ganzen Reihe klinischer Studien belegt[18].
Wie erwähnt, spielen sich die krankhaften Prozesse bei dieser Autoimmunerkrankung vorwiegend in den Gelenken ab (Entzündung der Innenhaut der Gelenkkapsel, Zerstörung von Knorpel- und Knochenstrukturen). Obwohl gerade in letzter Zeit neue Wirkprinzipien (TNF-α-Blockade) in die Therapie aufgenommen werden konnten, ist doch bei ihrer Behandlung weiterhin ein komplexes Vorgehen erforderlich. Das ergibt sich auch aus dem Verständnis der Rheumatoiden Arthritis als eine den gesamten Organismus beeinträchtigende Systemerkrankung. Medikamentöse, gegebenenfalls chirurgische Behandlung, Bewegungstherapien, physikalische Therapie (Wärme- oder Kälteanwendungen) und auch die psychologische Betreuung müssen mit den persönlichen Bewältigungsstrategien der Betroffenen verbunden und aufeinander abgestimmt werden. Hierzu liegt eine umfangreiche, ausgezeichnete beratende Sachliteratur der zuständigen Selbsthilfeorganisationen vor.

Die Rheumatoide Arthritis ist eine chronisch fortschreitende Erkrankung, deren Heilung noch nicht möglich ist, trotz aller Therapiefortschritte. Das Behandlungsziel besteht deshalb darin, eine Abnahme der Krankheitsintensität zu erreichen, um das Fortschreiten aufzuhalten beziehungsweise zu verzögern.

Die Ganzkörperkältetherapie ist in diesem Zusammenhang als eine additive physikalische Therapie zu verstehen, die bei konsequenter Anwendung erfolgreich mithelfen kann, das Behandlungsziel zu erreichen. Sie ist prinzipiell kein Ersatz für andere erprobte Therapien, wenn auch, wie Erfahrung und Studien belegen, bei ihrer Anwendung häufig eine Reduzierung des Arzneimittelverbrauchs möglich ist.

Die Ganzkörperkältetherapie sollte stationär, zweimal, bei hoch aktiven Prozessen dreimal täglich über einen Zeitraum von optimal zwei bis drei Wochen angewendet, der Behandlungsfortschritt in Abständen von zwei bis drei Tagen ärztlich bewertet werden. Wie Frau Dr. Bianka Benkenstein in einer Untersuchung nachweisen konnte, ist aber auch schon mit durchschnittlich 10 bis 15 Kälteexpositionen, selbst bei hoher entzündlicher Krankheitsaktivität, eine Linderung des Beschwerdebilds, gemessen am Rückgang der Schmerzen und der Bewegungseinschränkungen, zu erreichen. Die Krankheitsschübe werden verkürzt und die entzündliche Aktivität bildet sich zurück[3].

Auf keinen Fall sollte während der Kältetherapie auf bewegungstherapeutische Aktivitäten verzichtet werden. Bewegung verbessert die Verteilung der Gelenkflüssigkeit und damit die Nährstoffversorgung des Gelenkknorpels. Andererseits wird so der Muskelrückbildung durch Inaktivität entgegengewirkt, die ansonsten zu Sekundärschäden – zum Beispiel am Skelett – führen würde.

Gestützt auf Untersuchungen im akut-klinischen, im rehabilitativen und im kurtherapeutischen Bereich kann man sagen, dass es unter der Ganzkörperkältetherapie zu einer

- Besserung des Allgemeinbefindens,
- Schmerzreduktion beziehungsweise –aufhebung sowie zum Rückgang weiterer Entzündungszeichen, wie Schwellung und Erwärmung,
- Verbesserung der allgemeinen Mobilität und der Gelenkfunktion bei bis zu 60 % der Behandelten und
- Reduzierung der Medikamente (Glukokortikoide und nichtsteroidale Antirheumatika) bei 35 bis 40 % der Patienten

kommt. Die Wirkungen sind noch drei bis sechs Monate nach Abschluss der Therapie nachweisbar.

4.1.2 Morbus Bechterew

Ich hatte mir eigentlich vorgenommen, keine Einzelfallbeschreibung in dieses Buch aufzunehmen. Nun bin ich aber doch der Versuchung erlegen und möchte in aller Kürze und ohne den klinischen Befund das Beispiel eines vom Morbus Bechterew betroffenen Herrn schildern, der im Kurzentrum Bad Häring mit der Ganzkörperkälte behandelt wurde. Die Krankheit hatte ihn über die Jahre wirklich niedergedrückt. Als ich ihn das erste Mal traf und ihn nach seinem Therapieziel fragte, überraschte mich doch seine von Bescheidenheit getragene Antwort: „Ich möchte in meiner Wohnung wieder selbst das Licht ein- und ausschalten können, seit langem erreiche ich die Schalter nicht mehr.“ Dieses Ziel war schon nach wenigen Tagen intensiver Kälteanwendung überboten. Als ich ihn im Frühjahr des folgenden Jahres wieder traf, berichtete er mir voller Stolz, dass zwei, jeweils dreiwöchige serielle Kältetherapien ihn wieder soweit hergestellt hatten, dass er im vergangenen Winter erstmals seit vielen Jahren wieder auf seinen geliebten Skiern gestanden sei und zwar auf einer Strecke von mehr als 150 Kilometern.

Natürlich, nicht in jedem Fall zeitigt die Ganzkörperkältetherapie einen solchen Erfolg, aber eine deutliche Zustandsbesserung ist die Regel.

Wie die Rheumatoide Arthritis, so ist auch der Morbus Bechterew eine immunvermittelte, chronische, entzündlich-rheumatische Erkrankung, die das Bewegungssystem befällt. Typisch ist ein Verknöcherungsprozess an der Wirbelsäule mit einer Neigungskrümmung. Aber auch Gelenke außerhalb der Wirbelsäule, hauptsächlich der unteren Extremität, und auch innere Organe können betroffen sein. Der entzündliche Prozess verursacht Schmerzen, Versteifungen und Einschränkungen der Gelenkfunktion. Zu heftigen Schmerzen können auch Entzündungen im Bereich der Sehnenansätze führen.

Auch der Morbus Bechterew kann heute noch nicht kausal behandelt werden. Eine um so größere Bedeutung haben deshalb andere, schmerz- und entzündungshemmende Therapieformen. Neben der medikamentösen Therapie sind das in erster Linie die Krankengymnastik, physikalische Therapien und gegebenenfalls auch Bestrahlungen. Die Ganzkörperkältetherapie ist bei vorhandenen Voraussetzungen inzwischen fester Bestandteil der Behandlung geworden. Ihre Wirkung ist hinreichend belegt.

Das therapeutische Vorgehen unterscheidet sich nicht von dem bei der Rheumatoiden Arthritis beschriebenen. Bei konsequenter Behandlung ist in aller Regel eine Rückläufigkeit des entzündlichen Geschehens, eine Linderung beziehungsweise Beseitigung der Schmerzen, eine Reduzierung der Medikamente und in Maßen eine Besserung der Gelenkbeweglichkeit zu erreichen. Man kann auch hier nach einer seriellen Kälteanwendung von einer Wirkungsdauer bis zu einem halben Jahr und darüber ausgehen.

Die Ganzkörperkältetherapie ist besonders auch dann angezeigt, wenn – wie es beim Morbus Bechterew vorkommt – die Erkrankung mit einer Schuppenflechte oder mit einer chronischen Darmentzündung (Morbus Crohn) vergesellschaftet ist, die auch als Autoimmunerkrankungen anzusehen sind (siehe auch den folgenden und den Abschnitt 4.10).

4.1.3 Schuppenflechte

Bei der Schuppenflechte führt die Autoaggressivität des Immunsystems zu einer chronischen Entzündung der Haut. Offenbar durch den Entzündungsreiz bedingt, erhöhen die Keratinozyten ihre Teilungsgeschwindigkeit. Das Ergebnis ist eine Hauterneuerung innerhalb von im Mittel fünf bis sechs Tagen gegenüber etwa einem Monat bei gesunder Haut. Der normale

Abnutzungsprozess der Haut ist gestört und es kommt zu einer krankhaften Schuppenbildung. Die erkrankten, scharf begrenzten Hautareale jucken häufig sehr stark.

Auch für die Schuppenflechte konnten auf einigen Genen Defekte gefunden werden, die wahrscheinlich für ihre Entstehung verantwortlich gemacht werden können.

Unterschieden werden die gewöhnliche Schuppenflechte (Psoriasis vulgaris), die Bläschen bildende Form (Psoriasis pustulosa) und die Psoriasis-Arthritis, bei der, wie es der Name sagt, gleichzeitig eine Entzündung von Gelenken vorliegt. Die Ausbildung der einzelnen Psoriasisvarianten kann im Laufe des Lebens wechseln, es können auch mehr als eine Art gleichzeitig auftreten. Der Frühtyp der Erkrankung (Beginn im zweiten Lebensjahrzehnt) scheint stärker genetisch gebunden zu sein als der Spättyp (5./6. Lebensjahrzehnt). Die Krankheitsaktivität kann recht stark variieren, allgemein bekannt ist der Verlauf in Schüben.

Da die Schuppenflechte noch nicht geheilt werden kann, richtet sich das Hauptaugenmerk auf die symptomatische Therapie. Neben der lokalen Behandlung – häufig mit Salben – werden Medikamente mit systemischer Wirkung, daneben auch Eingriffe in das Immunsystem, die Foto- und Lasertherapie und spezielle Kurortbehandlungen angewendet.

Die Ganzkörperkältetherapie ist erst in den letzten Jahren in das Therapiespektrum der Schuppenflechte getreten. Sie wird inzwischen von vielen Kältetherapiezentren praktiziert und auch von Selbsthilfeorganisationen empfohlen. Es liegen inzwischen durchaus positive Erfahrungen vor. Ein Behandlungszyklus sollte etwa zwei Wochen mit 25 bis 30 Kälteexpositionen umfassen. Die stationäre, mit einem Milieuwechsel verbundene Behandlung ist der ambulanten Therapie vorzuziehen. Lokal applizierte Therapeutika, etwa Salben, müssen vor dem Kammergang sorgfältig entfernt werden. Hinsichtlich der Wirkung der Kälte bei den einzelnen Psoriasisformen sind die bisherigen Erfahrungen unterschiedlich. Am besten scheint die gewöhnliche Schuppenflechte auf den Kältereiz zu reagieren. Schon nach einigen Therapietagen lässt der Juckreiz nach und die Schuppung verläuft weniger intensiv. Gute Therapieerfolge mit Rückbildung der Krankheitsherde bis auf eine Hautrötung ohne Juckreiz sind möglich. Obwohl schwerer durch die Ganzkörperkälte beeinflussbar, sind auch bei den anderen beiden Formen der Schuppenflechte therapeutische Effekte erreichbar, einschließlich einer Minderung der Entzündungszeichen an den betroffenen Gelenken.

Man kann davon ausgehen, dass die therapeutische Wirkung mehrere Monate andauert. Übrigens ist es sinnvoll, die Kälte nicht nur bei beginnendem akuten Schub oder in dessen Verlauf einzusetzen, sondern auch prophylaktisch im schubfreien Intervall.

Zur Stabilisierung des Behandlungserfolgs sollten – wie übrigens auch bei den anderen genannten Therapien – gegebenenfalls krankheitsfördernde Faktoren wie Genussmittelkonsum und Übergewicht nicht außer Acht gelassen werden. Von mit entscheidender Bedeutung für den Therapieerfolg ist die Berücksichtigung der psychischen Komponente der Schuppenflechte. Das wird heute kaum noch bestritten, zumal einseitige Therapiekonzepte nicht den gewünschten Erfolg gezeitigt haben. Stressverarbeitungsstörungen können die Symptomatik verstärken, beziehungsweise an ihrer Auslösung beteiligt sein, auch mit Zeitverzögerungen.

Die Integrität der Haut ist für das Sozialverhalten besonders wichtig. Das persönliche Erscheinungsbild wird durch sie stark geprägt. Sichtbar krankhafte Zustände der Haut beeinträchtigen das Selbstbewusstsein und können sich auf die soziale Integration negativ auswirken. Nicht selten entwickeln sich hieraus dann weitere gesundheitliche Störungen, auch mit Krankheitswert. Im Vorfeld der Ganzkörperkältetherapie (beziehungsweise parallel dazu) sollte deshalb das individuelle Problemverhalten mit Hilfe des behandelnden Arztes analysiert werden, gegebenenfalls auch unter Hinzuziehung eines psychologischen Therapeuten. Bemühungen um die Regulierung des zentralen Aktivitätsniveaus und die Korrektur eines möglicherweise gestörten Schlafverhaltens werden, wie wir gesehen haben (Abschnitt 3.5 und auch 4.7), durch die Kälteanwendung wirkungsvoll unterstützt. Ein Entspannungsverfahren sollte dauerhaft praktiziert werden.

4.1.4 Multiple Sklerose

Die multiple Sklerose, eine Erkrankung des Zentralen Nervensystems, der wahrscheinlich auch Autoimmunprozesse zu Grunde liegen, ist durch eine Vielzahl von Symptomen gekennzeichnet, die häufig nach Vorkommen und Intensität wechseln. Sie kann in Schüben, auch mit Rückbildung der Symptome, oder chronisch fortschreitend verlaufen. Auch die Multiple Sklerose kann noch nicht ursächlich, sondern nur symptomatisch behandelt werden.

Viele Betroffene berichten immer wieder, dass Kälte als wohltuend empfunden wird. Das Allgemeinbefinden würde sich bessern. Hiervon ausgehend und unter Berücksichtigung der positiven Wirkung extremer Kältereize auf die spastische Muskulatur haben schon vor mehreren Jahren einige Kältetherapiezentren damit begonnen, die Multiple Sklerose mit Ganzkörperkälteanwendungen zu behandeln. Inzwischen liegen klinische Beobachtungen vor, die die positive Kältewirkung unterstreichen. Die Ergebnisse stellen sich wie folgt dar:

- Der Zustand nach der Ganzkörperkälteeinwirkung wird als angenehm beschrieben.
- Das Gesamtbeschwerdebild ist gelindert.
- Man fühlt sich leistungsfähiger, weniger schnell ermüdbar und mental aktiver.
- Die Spastik ist reduziert, gymnastische Übungen können exakter ausgeführt werden.
- Die Motorik, das Gangbild und die Mobilität sind gebessert. Gleichgewichtsstörungen sind gemindert.
- Schmerzen werden deutlich gelindert beziehungsweise aufgehoben. Hauptsächlich betrifft das die Sekundärschmerzen, die vorwiegend durch Haltungsstörungen der Wirbelsäule, Verspannungen der Muskulatur und Fehlbelastungen der Gelenke entstehen.
- Die Betroffenen schildern den nach der Kältetherapie erreichten Zustand als eine deutliche Zunahme an Lebensqualität.

Es ist anzunehmen, dass diese Behandlungsergebnisse auf die beschriebene Mehrkomponentenwirkung der Ganzkörperkältetherapie (Beeinflussung des zentralen Aktivitätsniveaus, Regulierung der Muskelaktionen, Entzündungshemmung, Schmerzlinderung) zurückzuführen sind.

Nach bisherigen Erfahrungen sollte die Ganzkörperkältetherapie jährlich zweimal für zwei bis drei Wochen, zwei Expositionen täglich, angewendet werden, vorwiegend in Verbindung mit gymnastischen Übungen, die gezielt die individuell ausgeprägte Symptomatik berücksichtigen. Die Empfehlung für die Therapiefolge basiert auf der Erkenntnis, dass die Zustandsbesserung sich etwa linear zur Therapiedauer, nämlich zwei bis drei Wochen, verhält. Obwohl auch kürzere Kältebehandlungen bereits gute Erfolge zeitigen können, sollte man wissen, dass sie nicht das Erreichbare darstellen. Andere, bereits vorher angesetzte Behandlungen müssen fortgeführt werden. Änderungen, wenn überhaupt, sollten nur nach Konsultation des behandelnden Arztes vorgenommen werden.

Es ist von besonderer Bedeutung, die individuell erforderliche und verträgliche Dosis der Ganzkörperkälteanwendungen in Abhängigkeit von der

Fähigkeit, auf die extremen Reize auch adäquat reagieren zu können, zu bestimmen. Voraussetzung dafür ist eine aufgeschlossene Mitarbeit des Betroffenen. Es muss darauf geachtet werden, dass bei Besserung des Zustands die körperliche Belastung nicht den Bereich des Wohlbefindens überschreitet. Die mitunter erstaunliche Symptomminderung unter der Therapie kann leider dazu verleiten!

Ich hatte im April 2005 mehr oder weniger zufällig die Gelegenheit, im Kurzentrum Bad Bleiberg in Kärnten Mitglieder von Multiple-Sklerose-Selbsthilfegruppen aus Abensberg und Nürnberg kennen zu lernen, die dort zur Kältetherapie weilten. In sehr angenehmen und zugleich anregenden Gesprächen erhielt ich von ihnen viele wertvolle Informationen zur Wirkung der Ganzkörperkältetherapie bei ihrem Krankheitsbild. Dafür möchte ich mich ganz herzlich bedanken.

4.2 Fibromyalgie

Von der Fibromyalgie Betroffene machen häufig die Erfahrung, dass das therapeutische Vorgehen im Einzelfall sehr stark von der Auffassung des jeweils behandelnden Arztes über das Ursachengefüge dieser Erkrankung abhängt. Tatsächlich ist zur Entstehung der Fibromyalgie immer noch zu wenig bekannt und vorliegende pathogenetische Erklärungsversuche sind noch allzu widersprüchlich, um einheitlich und ursachenbezogen behandeln zu können. Leider führt dieser Umstand zu häufigem Arztwechsel. Und genau das ist einer erfolgreichen Therapie sehr abträglich. Hinzu kommt, dass Betroffene nicht immer überzeugt sind, einen großen Teil des erforderlichen therapeutischen Potentials in den eigenen Händen zu halten.

Für die Beurteilung der kältetherapeutischen Relevanz gehe ich davon aus, dass es sich bei der Fibromyalgie in erster Linie um eine Stress- und Schmerzverarbeitungsstörung handelt, die durch

- einen chronischen Verlauf,
- über den ganzen Körper verteilte Schmerzen wechselnder Intensität,
- die Druckschmerzhaftigkeit definierter „tender points“, sowie ergänzend durch
- vielfältige, aber nicht obligatorische, vegetative, funktionelle und psychische Störungen

gekennzeichnet ist (Abbildungen 4.2, 4.3 und 4.4).

Für die Diagnose „Fibromyalgie“ ist die Art der Verteilung der Schmerzen und der „tender points“ am Körper von Bedeutung. Bei einer eindeu-

1	Muskulo-skelettaler Schmerz - spontan - mindestens drei Monate anhaltend - stammnah und periartikulär (vorwiegend Muskel- und Sehnenansätze in der Umgebung großer Gelenke) bei herabgesetzter Schmerzschwelle Druckschmerz an definierten Körperpunkten (tender points)
2	Geminderte psychophysische Leistungsfähigkeit und schnelle Ermüdung Schlafstörungen Schwellungsgefühl in Weichteilen, an den Gelenken und Morgensteifigkeit Kopfschmerzen Depressive Verstimmungen, gelegentliche Angstzustände Reduzierte Stresstoleranz

Abb. 4.2 Hauptsymptome (1) und weitere Merkmale (2) der Fibromyalgie

tigen Diagnose müssen die Schmerzen sowohl die rechte als auch die linke Körperhälfte betreffen und sie sollen oberhalb und auch unterhalb der Taille vorhanden sein. Die „tender points" müssen in mindestens drei der folgenden vier Körperregionen nachweisbar sein:

- Region 1 – Kopf, Hals, Nacken
- Region 2 – Schulter, Arme
- Region 3 – Vordere und hintere Rumpfseite
- Region 4 – Becken, Hüfte, Beine.

Von den 18 „tender points" müssen mindestens 11 druckschmerzhaft sein. Die weiteren Symptome sowie die funktionellen/vegetativen Störungen können die Diagnose stützen [19].

Die Therapie der Fibromyalgie verfolgt regelhaft einen multimodalen Ansatz, der etwa folgende Komponenten beinhaltet, die bei einer Anwendung der Ganzkörperkältetherapie nicht außer Acht gelassen werden dürfen:

- Klärung/Therapie möglicher Ursachen im somatischen beziehungsweise psycho-sozialen Bereich,
- physikalische Therapien,
- moderate Aktivitätsförderung,
- Entspannungstherapien,
- Schmerz- und Stressbewältigungstherapien und
- medikamentöse Therapie.

Herz- und Atembeschwerden
Kreislaufregulationsstörungen
Magen- und Darmbeschwerden
Störungen der Blasenfunktion
Mund- und Augentrockenheit
Globusgefühl

Schwindel
Neigung zu starkem Schwitzen
Zittern
Missempfindungen
Kälteempfindlichkeit der Finger
Menstruationsstörungen

Abb. 4.3 Funktionelle/vegetative Störungen, die eine Fibromyalgie begleiten können

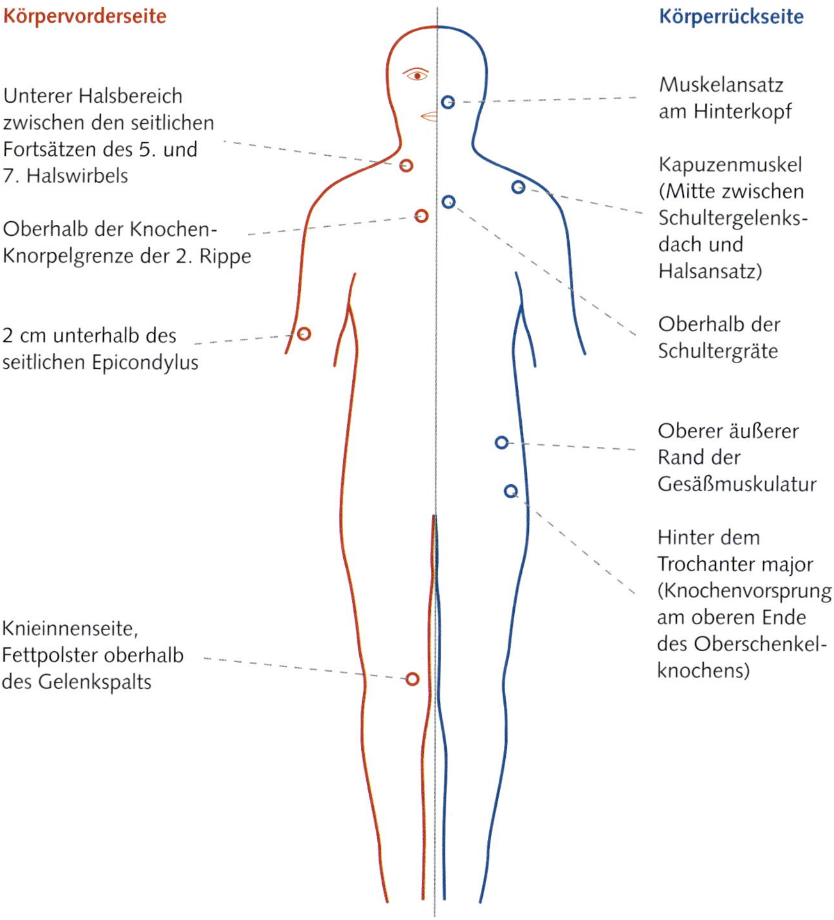

Abb. 4.4 Lage der „tender points", jeweils beidseitig

Wärme- beziehungsweise Kälteanwendungen werden von den Betroffenen hinsichtlich Verträglichkeit und Therapieerfolg unterschiedlich beurteilt. Die Ganzkörperkältetherapie wird seit geraumer Zeit in der Behandlung der Fibromyalgie mit Erfolg angewendet[30]. Sie sollte nur dann zur Anwendung kommen, wenn sie akzeptiert werden kann und die allgemeine Befindlichkeit darunter nicht leidet. Allerdings gibt es gegenüber der therapeutischen Kälte nicht selten subjektiv gefärbte Vorurteile, die durch vorausgegangene Wärmeanwendungen erklärbar sind. Nach einer „Probe“ wird dann aber oft gewechselt.

In der Abbildung 4.5 sind diejenigen Symptome und organischen Ursachen der Fibromyalgie dargestellt, die durch die Ganzkörperkältetherapie positiv beeinflusst werden können.

Im Vordergrund stehen naturgemäß die oft sehr heftigen Weichteilschmerzen und die erhöhte Ermüdungstendenz der Muskulatur. Beweglichkeitsbeschränkungen der Gelenke sind die Folge. Mit etwa zwanzig bis dreißig Kälteexpositionen sind bei diesen Symptomen deutliche Besserungen zu erreichen. Die Erfolgsquote liegt bei graduellen Unterschieden zwischen 40 und 80 %. Hinsichtlich eines möglicherweise ausgebildeten Schmerzgedächtnisses und seiner Therapierbarkeit sei auf die Abschnitte 3.2 und 4.4 hingewiesen. Im Interesse eines nachhaltigen Therapieerfolgs sollte, wenn irgend möglich, die Ganzkörperkältetherapie mit aktivierenden Behandlungen verbunden werden. Zweckmäßig sind gymnastische Übungen im Zeitraum von ein bis drei Stunden nach der Kälteeinwirkung, in denen die Belastung nur langsam gesteigert wird und die zu keiner Schmerzzunahme führen. Anspannungen und Dehnungen der Muskulatur sollen nicht zu lange angehalten werden. Dabei ist zu berücksichtigen, dass Schmerzen und Verspannungen die Muskelgruppen in unterschiedlichem Maße betreffen können. Schonhaltungen dieser und Überbeanspruchung anderer Muskelgruppen sind dann oft die Folge. Die Gymnastik soll hier ausgleichend wirken. Eine moderat gesteuerte Ausdauerbelastung kann das bewegungstherapeutische Programm ergänzen. Wichtig ist es, das eigene Maß zu finden, keine „Spitzenleistungen“ anzustreben, Ermüdung zu respektieren, schmerzfreie Leistungssteigerungen zu registrieren und freudig zu begrüßen.

Wie wir gesehen haben, kann die Ganzkörperkältetherapie uns helfen, das gestörte zentrale Aktivitätsniveau zu regulieren (Abschnitt 3.5). Dieser Effekt wirkt sich positiv auf die oft die Erkrankung begleitenden Schlafstörungen und auf die gelegentlich zu beobachtenden depressiven Verstim-

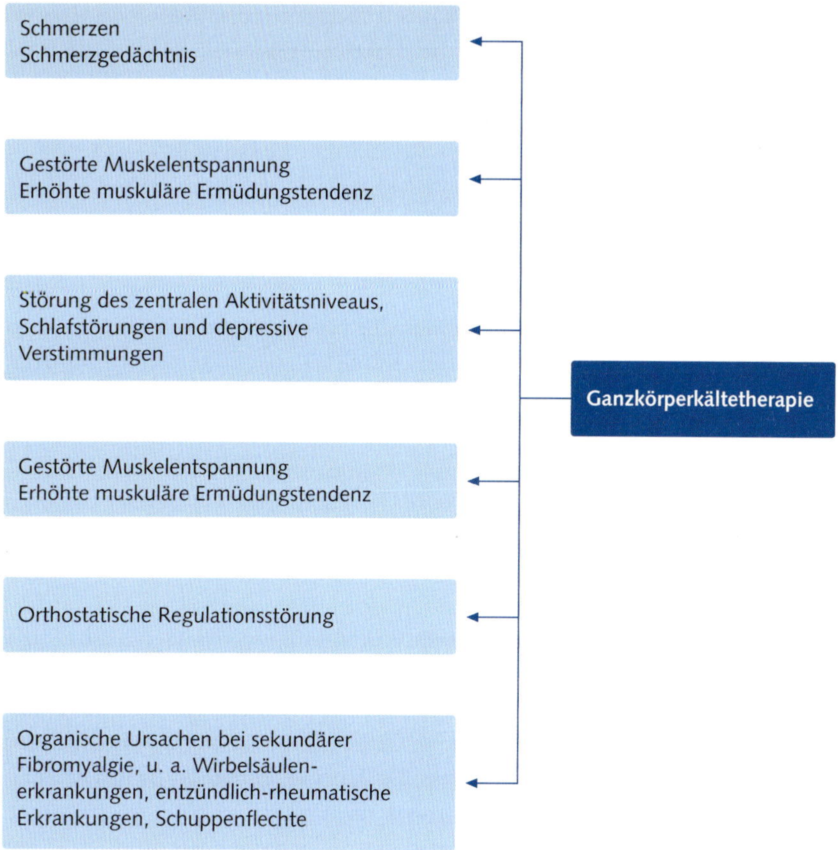

Abb. 4.5 Angriffspunkte der Ganzkörperkältetherapie bei der Fibromyalgie

mungen aus. Beide, sowohl die Schlafstörungen als auch die depressiven Verstimmungen, haben häufig ihre Ursache in den chronischen Schmerzen. Die Minderung – respektive Beseitigung – der Schmerzen und die zentral ausgleichende Wirkung der Kälte führen nicht selten schon nach einigen Behandlungstagen zu erholsamerem Schlaf. Bewährt hat sich die Kombination der Ganzkörperkältetherapie mit der Progressiven Muskelentspannung nach Jacobson, da mit ihrer Hilfe und in Wechselwirkung mit dem durch sie erreichbaren seelischen Ausgleich Spannungs- und Entspannungszustände der Muskulatur wahrgenommen beziehungsweise erlernt werden können.

Die Ganzkörperkälte wirkt durch ihren starken Reiz regulierend auf den

Spannungszustand der Blutgefäße im Kapillargebiet der Haut und trägt in Verbindung mit einer der Belastungsfähigkeit angepassten sportlichen Betätigung zur Einschränkung orthostatischer Regulationsstörungen (siehe auch Abschnitt 4.9 – Primäre hypotone Kreislaufregulationsstörungen) und zur Befindlichkeitsbesserung bei.

Es ist auch anzunehmen, dass die beschriebene gesteigerte Muskeldurchblutung nach Ganzkörperkälteeinwirkung (Abschnitt 3.4) zur Stoffwechselregulation in der Muskulatur und damit zur Minderung der Beschwerden beiträgt.

Auf mögliche organische Ursachen der Fibromyalgie – wie Wirbelsäulensyndrome und immunvermittelte Krankheiten (sekundäre Fibromyalgie) – wird hier nicht gesondert eingegangen, da die Kältebehandlung dieser Erkrankungen in den Abschnitten 4.1 und 4.3 ausführlich erörtert wird.

4.3 Arthrosen, Wirbelsäulensyndrome, Tendopathien

4.3.1 Arthrosen

Arthrosen – degenerativ-rheumatische Erkrankungen von Gelenken – sind neben den entzündlich-rheumatischen Gelenkerkrankungen ein Hauptindikationsgebiet der Ganzkörperkältetherapie geworden. Das ist auf mehrere Gründe zurückzuführen. Arthrosen sind eine sehr häufige Erkrankung, besonders im fortgeschrittenen Alter. Eine im eigentlichen Sinne ursächliche Behandlung ist gegenwärtig immer noch nicht möglich, so dass auch hier verstärkt nach symptomatisch wirksamen Therapien gesucht wird. Und schließlich hat sich die Ganzkörperkältetherapie durch ihre systemische Wirkung bewährt. Das ist in mehrfacher Hinsicht bedeutsam: Selten befällt die Arthrose nur ein Gelenk. In der Regel sind mehrere (große und kleine) Gelenke betroffen. Im Gegensatz zu lokalen Therapien hat die Ganzkörperkältetherapie den Vorteil der gleichzeitigen Beeinflussung aller arthrotischen Krankheitsherde. Darüber hinaus kann sie durch ihr Mehrkomponenten-Wirkungsspektrum auch mehrere Krankheitsfaktoren der Arthrose zurückdrängen. Ein weiterer Gesichtspunkt ist ihr oft über mehrere Monate und länger anhaltender Therapieeffekt (Schmerzen und Entzündung betreffend).

Anders als die Rheumatoide Arthritis, bei der – wie wir gesehen haben – vordergründig die Innenhaut der Gelenkkapsel an der Krankheitsentstehung beteiligt und der Gelenkknorpel erst als Folgeerscheinung betroffen ist, ist die Arthrose eine Erkrankung, die sich primär im Gelenkknorpel abspielt. Sie beginnt mit mikroskopisch kleinen Einrissen im Knorpel, die sich nach und nach vergrößern. Der Knorpel raut auf, es entsteht Abrieb, der sich frei im Gelenk bewegt. Auch kleinere Knorpelstücke können sich lösen oder aus dem Gewebeverband herausgerissen werden. Zellen des so geschädigten Knorpelgewebes setzen Entzündungsstoffe frei. Es kommt zur Entzündung der Kapselinnenhaut, wodurch rückwirkend das Knorpelgewebe weiter geschädigt wird.

Das Auftreten dieser Verschleißerscheinungen wird durch verschiedene Faktoren begünstigt. Dazu gehören die Abnahme des Wassergehalts des Knorpels, das Nachlassen seiner Elastizität, seine Schichtverdünnung sowie die eingeschränkte Ver- und Entsorgung im Alter. Die Fähigkeit Stöße abzupuffern nimmt ab. Eine besondere Rolle spielt auch ein permanentes Körperübergewicht für Last tragende Gelenke, wie die Hüft- und Kniegelenke. Dadurch kommt es bei Belastung dieser Gelenke zu erhöhten Drücken im Knorpel mit nachfolgenden Ernährungsstörungen. Das Knorpelgewebe besitzt nämlich keine eigene Blutversorgung, so dass die Nährstoffe und der Sauerstoff über die Gelenkflüssigkeit, die von der Innenhaut der Gelenkkapsel gebildet wird, zur Verfügung gestellt werden müssen. Für diesen Vorgang müssen im Knorpelgewebe optimale Druckverhältnisse herrschen, deren dauerhafte Störung aber zu einem chronischen Versorgungsnotstand führt.

Aber auch hormonellen Einflüssen (Fingergelenkarthrosen bei Frauen nach der Menopause) wird eine die Krankheit begünstigende Bedeutung beigemessen, ebenso wie chronischen, partiell beeinträchtigten Gelenkfunktionen durch Fehlhaltungen, einseitige Belastungen und unzureichende Gelenkbewegungen.

Im fortgeschrittenen Stadium, vor allem wenn die Arthrose durch entzündliche Prozesse aktiv geworden ist, schwillt das Gelenk an und ist deutlich erwärmt.

Der Verlauf der Arthrose wird zum Teil von heftigen Schmerzen begleitet, die ihre Ursache

- im erhöhten Druck auf die Gelenkflächen der beteiligten Knochen,
- in der Entzündung der Innenhaut der Gelenkkapsel,
- in der Dehnung der Gelenkkapsel durch den Gelenkerguss und
- in einem chronischen Reizzustand der gelenknahen Gewebestrukturen (Bänder und Sehnen, aber auch Muskulatur) haben.

Die Schmerzen treten vorwiegend bei und nach körperlicher Belastung auf und lassen bei Ruhe und nachts nach. Später stellt sich dann allerdings auch ein Ruheschmerz ein, der Bewegungseinschränkungen zur Folge hat.

Die Arthrose zeigt nur eine geringe Selbstheilungstendenz. Im Endstadium der Erkrankung kann aber auch als Folge des chronischen Entzündungsverlaufs und der eingetretenen Knochenschäden eine „bindegewebliche Reparatur" ausgelöst werden, die zum teilweisen Ersatz des verloren gegangenen Knorpels und somit zur Symptomminderung und zur Funktionsverbesserung führt.

Die Ganzkörperkältetherapie kann grundsätzlich in allen Entwicklungsstufen der Erkrankung angewendet werden. Nach Möglichkeit sollte aber schon in der Frühphase, in der der Knorpel – wenn auch eingeschränkt – noch funktionsfähig ist, damit begonnen werden.

Die therapeutischen Ansatzpunkte der Ganzkörperkälte werden auf der Grundlage des kurz erläuterten Entstehungsmechanismus der Arthrose erkennbar. Es sind dies:

- das Schmerzgeschehen,
- der entzündliche Prozess und
- die gestörte Funktion gelenknaher Muskelgruppen.

Obwohl der arthrotische Schmerz durch mehrere schädigende Faktoren bedingt ist, gelingt es doch, ihn mit Hilfe der Ganzkörperkälteanwendungen wirksam zu bekämpfen und die vorwiegend durch den Schmerz hervorgerufene Gelenksperre zu öffnen. Damit verbessern sich die Voraussetzungen für die anzuschließende passive und aktive Bewegungstherapie, wobei die mitunter schnell und auf nicht-medikamentösem Wege erreichte Schmerzfreiheit nicht zu übermäßigen (Druck-) Belastungen verleiten darf. Es ist wichtig, mit Hilfe des Therapeuten ein vernünftiges Mittelmaß der Belastung zu finden, um die Nährstoffversorgung des Knorpels über die Drucknormalisierung im Gelenk zu verbessern. Außerdem regt die Erweiterung des Bewegungsumfangs die Versorgung der Knorpelzellen an.

Ähnlich wie die Druckverhältnisse, so ist auch ein bestimmter Viskositätsgrad der Gelenkflüssigkeit für die Stoffwechselbalance des Gelenkknorpels von Bedeutung. Die Ganzkörperkälteanwendung hat diesbezüglich gegenüber der herkömmlichen lokalen Kälteapplikation einen Vorteil. Als Kurzzeittherapie, die die tieferen Gewebeschichten und damit auch den Gelenkinnenraum nicht oder nur kurzzeitig tangiert, beeinträchtigt sie nicht nachteilig die Fließeigenschaften der Gelenkflüssigkeit.

Wie der Schmerz, so werden auch die Entzündungszeichen Erwärmung und Schwellung durch die Ganzkörperkälte wirksam zurückgedrängt. Das spricht dafür, dass das entzündliche Geschehen in seiner gesamten Komplexität therapeutisch erfasst wird.

Ein großer Teil der Arthrose-Beschwerden ist auf die Einbeziehung von Bindegewebe und auch Muskulatur in das Krankheitsgeschehen zurückzuführen. So kommt es zum Beispiel durch schmerzbedingte Fehlbelastungen in den erkrankten Gelenken nicht nur zu Veränderungen der Tiefensensibilität in den Gelenken selbst, sondern auch in den Sehnen und gelenknahen Muskelgruppen. Regelhafte nervale Informationen aus diesen Bereichen sind aber für geordnete Muskelkontraktionen und für den Gleichgewichtssinn unerlässlich. Als Folge der gestörten afferenten Impulse treten Koordinationsstörungen in Verbindung mit Gangunsicherheiten auf.

Die destruktiven Gelenkprozesse bedingen eine vermehrte Ausschüttung von Entzündung und Schmerz fördernden Stoffen, den Mediatoren, vor allem Prostaglandinen, Bradykinin und Serotonin, sowie eine Aktivierung beziehungsweise Sensibilisierung von Nozizeptoren. Außerdem stellt sich über das Autonome Nervensystem eine so genannte sympathikotone Reflexlage ein, die als ursächlich für Durchblutungsstörungen im betroffenen Muskel- und Bindegewebe angesehen werden muss. Muskuläre Abwehrspannungen sowie Muskel- und Bindegewebsverkürzungen sind die Folge.

Im Kapitel 3 wurden bereits die Wege beschrieben, auf denen die Ganzkörperkältetherapie über die Beeinflussung peripherer und zentraler Steuerungs- und Schutzmechanismen in solche krankhaften Vorgänge eingreifen kann. Es ist deshalb nicht mehr nötig, diese Zusammenhänge nochmals für das arthrotische Geschehen zu wiederholen. Vielmehr zeigt die Abbildung 4.6 zusammenfassend die therapeutischen Ansätze der Ganzkörperkälte.

Klinische Erfahrungen und auch Studien belegen, dass bereits mit 12 bis 15 Expositionen in der Kältekammer gute Therapieerfolge erzielt werden können [(32)]. Im Interesse eines Langzeiteffekts sollte eine serielle Kältetherapie aber etwa 20 bis 25 Anwendungen umfassen. Je nach Schweregrad der Erkrankung sind Therapiewiederholungen in Halb- bis Einjahresabständen anzuraten. Sinnvoll ist auch der prä- und postoperative Einsatz der Ganzkörperkältetherapie, zum Beispiel bei prothetischer Versorgung arthrotischer Gelenke.

Die Ganzkörperkältetherapie ist kein (vollständiger) Ersatz anderer bewährter Arthrose-Therapien. Sie sollte immer Bestandteil eines therapeuti-

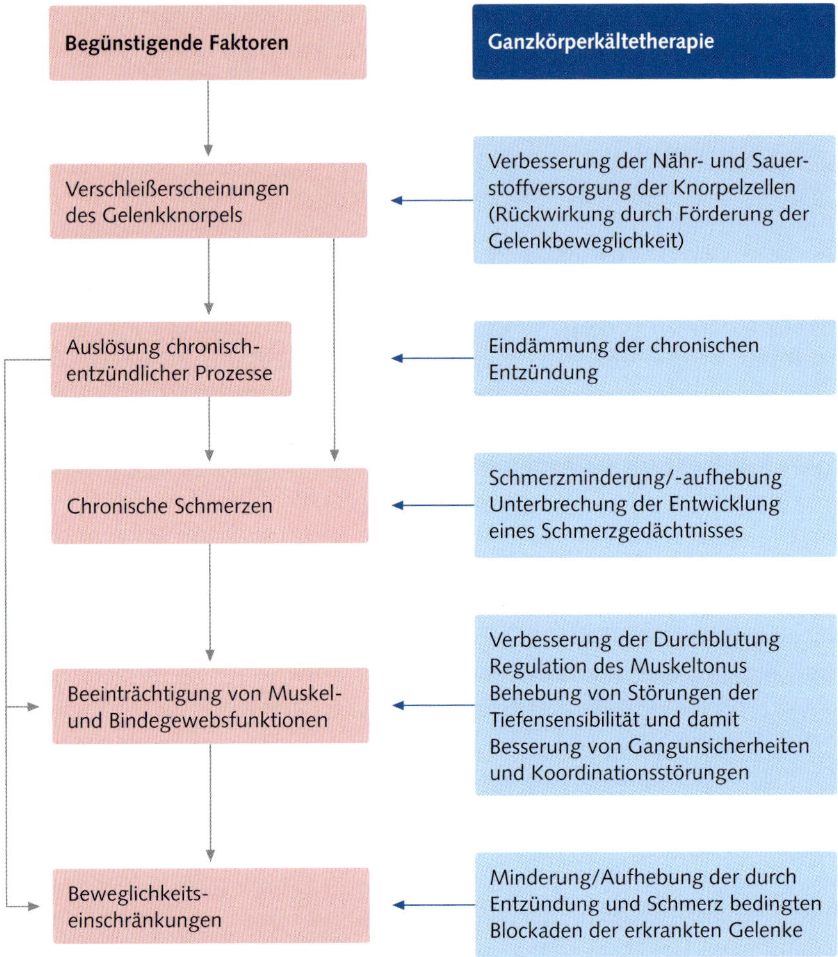

Abb. 4.6 Komponenten einer Arthrose und Wirkungen der Ganzkörperkältetherapie

schen Gesamtkonzepts sein (medikamentöse Behandlung, Bewegungstherapie, die der Kälteanwendung in kurzem Zeitabstand folgen muss, Techniken zur Muskeldetonisierung, chirurgische Behandlung).

Wie bei entzündlich-rheumatischen Gelenkerkrankungen, so kann auch bei der Arthrose bei gutem kältetherapeutischen Erfolg in Absprache mit dem behandelnden Arzt eine (zeitweilige) Reduzierung/Absetzung der medikamentösen Therapie in Betracht gezogen werden.

4.3.2 Wirbelsäulensyndrome

Eine gleichfalls relativ große Indikationsgruppe für die Ganzkörperkältetherapie stellen die Wirbelsäulensyndrome – vor allem der Hals- und Lendenwirbelsäule – dar. Sie sind so häufig, dass uns Begriffe wie „Bandscheibenschäden/Diskopathien", „Hexenschuss/Lumbago" oder „Ischiassyndrom" nicht unbekannt sind, ja nahezu als zum Leben gehörig betrachtet werden.

Auch unter dem Symptombegriff „Rückenschmerzen" zusammengefasst, haben sie überwiegend ihre Ursache in degenerativen Veränderungen der Bandscheiben und der kleinen Wirbelgelenke. Aber auch Muskeln und Bänder, die als Stütz- und Halteapparat der Wirbelsäule dienen, können somatisch oder funktionell am Krankheitsgeschehen beteiligt sein. Ein schmerzhafter – beziehungsweise schmerzbedingender – Muskelhartspann entsteht reflektorisch durch die starken (afferenten) Impulse aus den Nozizeptoren im Bereich der Wirbelsäule.

Ursächlich und auch parallel zu den degenerativen Veränderungen laufen entzündliche Prozesse ab.

„Rückenschmerzen" haben eine starke Tendenz zur Chronifizierung, führen zu körperlicher Inaktivität, zu Fehlbeanspruchungen im Bewegungsapparat und auch zu reaktiv-depressiven Zuständen.

Die Kältebehandlung kann die Standardtherapien sehr wirksam unterstützen, ja manchmal sogar ersetzen. Die krankheitsunterhaltende Muskelverspannung bildet sich zurück (Reduzierung der nozizeptiven Impulse). Wenn die Kältetherapie rechtzeitig und in Verbindung mit verhaltenstherapeutischen Interventionen einsetzt, kann der Chronifizierung wirksam vorgebeugt werden. Bis zu 20 Expositionen sind für eine serielle Kälteanwendung zu empfehlen.

4.3.3 Tendopathien

Tendopathien – degenerative Bindegewebserkrankungen der Sehnenansätze (Tennisellenbogen, Achillessehnenentzündung, Fersenschmerz) – sind in ihrer Entstehung durch chronische Überbelastung begünstigt und reagieren im Allgemeinen sehr gut auf die Ganzkörperkältetherapie. Die mitunter sehr starken Bewegungsschmerzen gehen schon nach 15 bis 20 Therapiegängen zurück. Das sollte aber nicht zu einer vorzeitigen, erneut starken Beanspruchung führen. Schonung und moderater Belastungsaufbau sind die zweckmäßigen Co-Therapeutika.

4.4 Chronische Schmerzen

Auf das Krankheitsbild „Chronischer Schmerz" wird an dieser Stelle nur noch insoweit eingegangen, als es in den vorausgegangenen Abschnitten im Zusammenhang mit anderen Erkrankungen noch nicht erfolgt ist. In der Abbildung 4.7 sind verschiedene Schmerzen beziehungsweise Schmerzsyndrome aufgelistet, die einer Ganzkörperkältetherapie zugeführt werden können.

Chronische Schmerzen sind – wie wir im Abschnitt 3.2 (Schmerzhemmung) gesehen haben – nicht etwa gleichbedeutend mit dem akuten Schmerz nur als ein Symptom, zum Beispiel eines entzündlichen Prozesses, zu verstehen. Sie dauern dagegen über Monate bis Jahre an, können sich verselbstständigen, mit der Ausbildung eines Schmerzgedächtnisses einhergehen und Ursache für weitere Gesundheitsstörungen sein. Solche Folgeerscheinungen äußern sich dann häufig in chronisch gestörtem Schlaf, depressiven Reaktionen, Lebensqualitätseinbußen und Störung von Sozialbeziehungen.

Das Ursachenspektrum chronischer Schmerzen ist sehr groß und reicht von schweren organischen Erkrankungen über die unzureichende Schmerzbehandlung bis hin zu psychosozialen Faktoren. Oft wirken bei der Entstehung eines chronischen Schmerzzustands mehrere Ursachen zusammen. Das ist auch einer der Gründe dafür, dass der chronische Schmerz nur selten monotherapeutisch erfolgreich behandelt werden kann. In der Regel führt nur ein komplexes Therapieprogramm, das die Ursachen ausreichend berücksichtigt und neben medikamentösen Standards auch physikalische Therapien, bewegungstherapeutische Elemente zum Aktivitätsaufbau sowie Techniken zur Schmerz- und Stressbewältigung enthält (siehe auch Abbildung 3.5), zum Ziel.

4.5 Atopische Erkrankungen

Atopie bezeichnet die meist erbliche Eigenschaft des Organismus, auf bestimmte äußere Reize überempfindlich zu reagieren. Das Ergebnis dieser Überempfindlichkeit sind Erkrankungen, die sich in verschiedenen Organen oder Geweben manifestieren können.
Zu ihnen gehören unter anderem die Neurodermitis (Atopische Dermatitis) und das Asthma bronchiale.

Neuere Forschungen [23] weisen allerdings darauf hin, dass es sich bei diesen Erkrankungen nicht nur um ein Hyperreaktiv des Organismus gegenüber der Umwelt handelt, sondern dass genetische Faktoren ursächlich eine

Schmerzbezeichnung	Bemerkungen
Primäre Kopfschmerzen Spannungskopfschmerz Clusterkopfschmerz Zervikogener Kopfschmerz Migräne Medikamenteninduzierter Kopfschmerz Kombinationskopfschmerz (Spannungskopfschmerz und Migräne)	Therapieversuch ist angezeigt. Gegenirritation. Zurückhaltung bei anamnestischen Hinweisen auf eine kältereaktive Schmerzverstärkung. Abbruch bei Kälteunverträglichkeit bzw. Schmerzverstärkung. Verbindung mit Entspannungsübungen ist zweckmäßig, bei Migräne Ausdauersport. Bei Schmerzverstärkung unmittelbar unter der Kälteeinwirkung ist eine weiterführende Diagnostik anzuraten! Clusterkopfschmerz: Kälte bevorzugt bei sekundär-chronischem Clusterkopfschmerz. Keine Ganzkörperkältetherapie bei Clusteranfall und Migräneattacke. Bei medikamenteninduziertem Kopfschmerz vor der Kälteanwendung: Medikamente regelhaft absetzen. Keine Kopfschmerzbehandlung durch Ganzkörperkälteanwendungen ohne ärztliche Kontrolle! Kältetherapie unter prophylaktischen Gesichtspunkten kann sinnvoll sein.
Rückenschmerzen ohne organischen Befund	Gegenirritation. Muskeldetonisierung. Verbindung mit aktiven bewegungstherapeutischen Programmen.
Schmerzen nach Operationen am Stütz- und Bewegungsapparat	Eindämmung der entzündlichen Prozesse. Verbesserung der Beweglichkeit.
Phantom- und Stumpfschmerzen	Gegenirritation möglich. Der Stumpf muss nicht der unmittelbaren Kälteeinwirkung ausgesetzt werden.
Primäre Osteoporose	Schmerzbehandlung und Verbesserung der Beweglichkeit stehen im Vordergrund. Gangsicherheit in der Kältekammer beachten! Keine körperliche Überforderung bei Schmerzreduzierung zulassen! Sekundäre Osteoporose häufig infolge entzündlich-rheumatischer Erkrankungen, Kältebehandlung siehe dort.

Abb. 4.7 Chronische Schmerzen als Indikation für die Ganzkörperkältetherapie

entscheidende Rolle spielen. Das hat zu entsprechenden Differenzierungen in den Krankheitsbezeichnungen geführt. So unterscheidet man die

- endogene (intrinsische, nicht allergische) von der
- exogenen (extrinsischen, allergischen)

Form.

Beide Formen der Neurodermitis sind durch den entzündlichen Hautbefund und beide Formen des Asthma bronchiale durch die so genannte Hyperreagibilität des Bronchialsystems gekennzeichnet.

Der positive Einfluss der Ganzkörperkälte auf die Symptome der Neurodermitis (Hautentzündung und Juckreiz) und das Asthma bronchiale wurde – wie bei der Schuppenflechte – eher zufällig bei Personen entdeckt, die zwar unter einer dieser Erkrankungen litten, aber wegen einer entzündlichen Gelenkerkrankung in der Kältebehandlung waren. Inzwischen suchen viele Neurodermitiker und zunehmend auch Asthmatiker die kältetherapeutischen Zentren auf, um dort eine Linderung der oft schweren Zustandsbilder zu erfahren.

4.5.1 Neurodermitis

Viele Betroffene sind mit der Therapie ihrer Erkrankung unzufrieden. Das liegt nicht am Unvermögen des behandelnden Arztes, sondern vielmehr daran, dass es der medizinischen Forschung bisher nicht gelungen ist, ursächliche Therapieansätze zu entwickeln. Außerdem fehlt es nach wie vor gegenüber einigen Therapeutika an der Akzeptanz durch den Patienten als Grundvoraussetzung für eine erfolgreiche Behandlung. Hinzu kommt, dass – aus welchen Gründen auch immer – oft monotherapeutisch vorgegangen wird und damit verschiedene krankheitsbegünstigende Faktoren unberücksichtigt bleiben. Es sei auch darauf verwiesen, dass die Ganzkörperkältetherapie nicht das Vermögen besitzt, andere etablierte Therapien vollständig zu ersetzen.

Je nach Schwere des Krankheitsbilds können bis zu 30 Kälteexpositionen erforderlich sein.

Die Wahrscheinlichkeit eines möglichst anhaltenden Therapieeffekts steigt mit zunehmender Therapiezahl.

Die Therapie sollte nach Möglichkeit stationär – zum Beispiel in einer Kurklinik – erfolgen (Herauslösen aus den mitunter durch Stress und andere psychische Faktoren den Fortbestand der Krankheit fördernden Umständen). Lokaltherapeutika sollten vor der Kälteanwendung entfernt und danach wieder frisch aufgetragen werden. Überhaupt sollte eine vorher eingeleitete Behandlung mit Beginn der Kältetherapie niemals abrupt abgebrochen werden.

Der Juckreiz lässt in der Regel schon innerhalb der ersten Therapietage nach, die Hautentzündung ist nach etwa einer Behandlungswoche rückläufig. Neben der entzündungshemmenden Wirkung der Kälte ist, soweit es den Juckreiz betrifft, auch ihre schmerzlindernde Wirkung von Bedeutung. Die nervalen Erregungen, die aus dem Juckreiz resultieren, werden im Rückenmark wahrscheinlich über dieselben Nervenbahnen geleitet wie die Schmerzafferenzen. Es kann deshalb angenommen werden, dass für die Linderung des Juckreizes unter kurzfristiger Einwirkung extremer Kälte ein ähnlicher Mechanismus wirksam ist, wie er für die Schmerzlinderung im Abschnitt 3.2 beschrieben wurde.

Eine verhaltenstherapeutische Begleitung der Kältetherapie ist zu empfehlen (Entspannungstechniken, Stressbewältigung, Abbau von sozialen Ängsten, Verhinderung des Kratzens durch verbesserte Selbstkontrolle). Eltern neurodermitischer (Klein-) Kinder sollte geraten werden, vor Beginn der Ganzkörperkältetherapie eine probiotische Therapie zum Aufbau einer normalen Darmflora (Regulation von gestörten Immunfunktionen) vornehmen zu lassen.

4.5.2 Asthma bronchiale

Asthmatiker beschreiben den Aufenthalt in der Kältekammer nicht selten als äußerst wohltuend. Sie sind mitunter geneigt, die Ganzkörperkältetherapie als vollwertigen Ersatz ihrer bisherigen Asthmatherapie anzusehen. Davor muss gewarnt werden. Was schon im Zusammenhang mit der Ganzkörperkältetherapie anderer Erkrankungen betont wurde, ist für das Asthma bronchiale ganz vordergründig zutreffend: Sie ist keine Ersatz-, sondern eine Additivtherapie, die unter besonders günstigen Umständen eine Reduzierung der Medikamente ermöglicht. Dazu sollten aber mindestens zwei Voraussetzungen erfüllt sein:

1. Die bisherige Therapie hat zu einem stabilen Zustand geführt.
2. Es besteht eine gute körperliche und psychische Belastbarkeit.

Beides sollte ärztlich beurteilt werden.

Die Kältetherapie muss einschleichend beginnen, die Aufenthaltsdauer in der Kältekammer sollte erst nach zwei bis drei Tagen auf eine bis zu drei Minuten gesteigert werden. Während der ersten Anwendung sollte der Arzt zugegen sein, weil die Kältereaktionsmuster individuell sehr different sein können.

Der positive Effekt der Ganzkörperkältetherapie auf das Asthma bronchiale (Besserung der Befindlichkeit, Leistungssteigerung) ist offensichtlich in ihrem breiten Wirkungsspektrum zu suchen. Sie hat generell einen atmungsanregenden Effekt. Im Atemstoßtest ist ein Anstieg der Werte unmittelbar nach der Kälteeinwirkung festzustellen. Es tritt ein kurzzeitiger Bronchien erweiternder Effekt ein [(7)]. Die Atemmuskulatur wird detonisiert und die allgemeine körperliche Leistungsfähigkeit wird verbessert. Darüber hinaus ist von einer hemmenden Wirkung auf die chronisch-entzündlichen Prozesse in der Bronchialschleimhaut auszugehen.

Noch ein Wort zum so genannten Kälte-Asthma, einer Form des Asthma bronchiale, bei dem Kälte einen Spasmus der Bronchien auslösen kann.

Prof. Dr. W. Menger hat zur Wirkung des Kältereizes bei Vorliegen einer kälte-asthmatischen Disposition einen interessanten Versuch gemacht und dessen Ergebnis in seinem Buch „Klimatherapie an Nord- und Ostsee“ [(21)] publiziert. Er schreibt:

„Eigene Untersuchungen haben eine bemerkenswerte Reaktion aufgedeckt: Nach einem kurzen Winter-Spaziergang (in witterungsadäquater Schutzkleidung – d.A.) war es bei der Hälfte von jugendlichen Asthmatikerinnen zu einem von der Kälte abhängigen Bronchospasmus gekommen. Dieser wurde durch die Einwirkung der z. T. großen Kälte auf die Haut (Bekleidung mit Badeanzug oder Bikini) aufgehoben... Die Kälte wirkte über die nackte Haut und das unbewusste (vegetative) Nervensystem wie eine krampflösende Inhalation oder ein Spray.“

Die dazu gehörigen Untersuchungsdaten (Atemstoß): Von 28 Asthmatikerinnen stellte sich bei 12 nach dem Winterspaziergang eine Einengung der Atemwege ein. Nach der Ganzkörperkälteeinwirkung besserte sich bei 9 von ihnen der Befund bis zum Ausgangswert.

Der Wirkungsmechanismus, der diesem Befund zu Grunde liegt, ist letztendlich nicht klar. Es ist anzunehmen, dass die oben beschriebenen Kältewirkungen beim Asthma bronchiale auch bei dieser Sonderform auf nervalreflektorischem Wege ausgelöst werden. Das Kälte-Asthma sollte deswegen nicht als Gegenindikation für die Ganzkörperkältetherapie betrachtet werden. Vielmehr scheint es möglich, über die Haut Reaktionen auszulösen, die zu einer besseren Kälteverträglichkeit des Bronchialsystems beitragen können.

4.6 Infantile Zerebralparese

Bei der Infantilen Zerebralparese (Kindliche Hirnlähmung) handelt es sich um eine chronische Haltungs- und Bewegungsstörung in Folge einer Schädigung des Zentralen Nervensystems, die vor, während oder unmittelbar nach der Geburt eingetreten ist. Lokalisation und Ausprägung der Lähmungen können unterschiedlich sein. Im Ergebnis der zentralen Schädigung kommt es zu einer Innervationsstörung der Skelettmuskulatur (erhöhte γ-Motoneuronenaktivität). Die Folge ist eine permanent verstärkte Spannung (Spastik) in bestimmten Muskelgruppen, wodurch die sonst feine Abstimmung zwischen gleich- und gegensinnig arbeitenden Muskeln nicht mehr möglich ist und krankhafte Bewegungsmuster ausgebildet werden.

Die Kältebehandlung spastischer Muskeltonuserhöhungen ist nicht neu. Sie stützt sich auf „das reziproke Verhalten der α- und γ-Motoneuronenaktivität auf Kältereize“ [(28)], wie es schon im Abschnitt 3.4 – Skelettmuskulatur und Kältewirkung – dargelegt wurde (Absenken der Aktivität der γ-Motoneuronen, Aktivierung von α-Motoneuronen). Über diesen Wirkungsmechanismus kann der Muskeltonus gesenkt werden.

Die Ganzkörperkälte wird sowohl bei spastischen Kindern als auch im Erwachsenenalter eingesetzt und sollte wegen ihrer äußerst patientenfreundlichen Anwendungsform die noch gelegentlich üblichen Kaltwasserbäder vor den gymnastischen Übungen bald vollständig verdrängt haben.

Der bis zu dreiminütige Aufenthalt in der Kältekammer etwa eine halbe Stunde vor Beginn der Bewegungstherapie führt zu einer mäßigen Lockerung der spastischen Muskulatur und somit zu besseren Voraussetzungen für die anschließende aktive Therapiekomponente. Ein enges Zusammenwirken zwischen dem Kälte- und dem Bewegungstherapeuten ist unumgänglich, um die optimale Kältedosierung herauszufinden, damit eventuell im Therapieverlauf durch eine Überdosierung entstehende gegenläufige muskuläre Dysbalancen rechtzeitig ausgeglichen werden können. Die Therapieergebnisse sollten deshalb auch nach einer standardisierten Methode beurteilt werden.

4.7 Primäre und schmerzbedingte sekundäre Schlafstörungen

Ganzkörperkälteanwendungen können auf direktem Wege – über die Regulierung des zentralen Aktivitätsniveaus – und auch mittelbar, zum Beispiel durch die Aufhebung von Schmerzen, das Schlafverhalten bessern.

Wenn weder organische noch psychische Ursachen für eine Schlafstörung vorliegen, dann spricht man von einer primären Insomnie. Eine Schlafstörung, die dagegen durch chronische Schmerzen bedingt ist, wird zu den sekundären Insomnien gezählt. Sie ist Folge einer anderen gesundheitlichen Störung.

Die Erfahrung zeigt, dass man leider viel zu häufig zu der Meinung gelangen kann, der Schlaf sei gestört. Nicht jedes Ein- oder Durchschlafproblem sollte voreilig zu einem gestörten Schlafverhalten gemacht werden. Oft entsteht gerade daraus, noch dazu wenn schnell zur Schlaftablette gegriffen wird, die eigentliche Schlafstörung. Vor diesen Griff sollte die Erkenntnis gesetzt werden: Das Schlafverhalten ist in erster Linie eine logische Folge des Wachverhaltens. Deshalb ist es auch möglich, mit Hilfe relativ einfacher Mittel und Methoden (körperliche Aktivität, Änderung des Problemlöseverhaltens) eine Zustandsbesserung zu erreichen. Physikalische Therapien, die nach dem „Reiz-Reaktion-Adaptationsprinzip" wirken (siehe auch Kapitel 2), sind sehr gut geeignet, das gestörte Schlafverhalten zu regulieren. Sie sorgen für psychische Ausgeglichenheit und gesteigerten Muskelstoffwechsel. Auch bereits im Vorfeld einer sich entwickelnden Schlafstörung können sie gute prophylaktische Dienste leisten.

Um eine wirkliche Insomnie, die auch einer Therapie zugängig gemacht werden muss, handelt es sich erst, wenn der Schlaf länger als einen Monat anhaltend gestört ist, die Störung mindestens dreimal in der Woche auftritt und die Leistungsfähigkeit, verbunden mit Tagesmüdigkeit, eingeschränkt ist.

4.7.1 Primäre Insomnie

Die hervorstechenden Merkmale dieser Schlafstörung sind überwiegend relativ leicht erkennbar:

- ein permanent erhöhtes Aktivitätsniveau mit innerer Unruhe und Ängsten, das auch nachts mit langen Wachphasen andauert,
- vergebliche angestrengte Einschlafbemühungen, Ängste vor der Nacht,
- Grübeln und ängstliches Gedankenkreisen, die das Einschlafen verhindern und die oft langen Wachphasen ausfüllen,
- körperliche Unruhe, Muskelverspannungen und vegetative Symptome wie etwa „Herzrasen",
- gestörte Stressverarbeitung bei erhöhter Ausschüttung von Stresshormonen und schließlich
- Müdigkeit am Tage mit reduzierter allgemeiner Leistungsfähigkeit.

Wenn irgend möglich, sollte die Diagnose aber durch eine somnopolygraphische Untersuchung in einem Schlaflabor gestützt sein. Dabei werden während der Bettzeit unter anderem Hirnstromkurven und Augenbewegungen aufgezeichnet. Aus diesen Parametern kann dann das Schlafprofil ermittelt werden.

In der Abbildung 4.8 sind zwei solcher Profile schematisiert dargestellt, wie sie bei jüngeren und älteren Schläfern, die sich eines gesunden und erholsamen Schlafs erfreuen, typisch sind (siehe hierzu auch die Erläuterungen im Glossar unter den Begriffen „Schlafprofil" und „Somnopolygramm"):

- Die Einschlafzeit ist kurz und die Schlafdauer ist ausreichend.
- Die Schlafstadien werden in einer normalen Zyklik durchlaufen und die Schlafzyklen treten drei bis vier Mal in der Nacht auf.
- Die Tiefschlafstadien werden hauptsächlich in der ersten Nachthälfte registriert und die Traumschlafstadien sind in der zweiten Nachthälfte verlängert.
- Es ist kein gehäuftes Erwachen feststellbar.

Mit zunehmendem Alter verändert sich das Schlafprofil. Dieser Vorgang ist physiologisch bedingt, besitzt also keinen Krankheitswert:

- Es ist weniger Tiefschlaf vorhanden, das Tiefschlafstadium 4 wird kaum noch oder nicht mehr erreicht. Auch die Gesamtzeit der Tiefschlafstadien 3 ist verkürzt.
- Die Schlafdauer insgesamt hat abgenommen und kurze Wachzeiten treten häufiger auf.

Wenn diese Merkmale vorhanden sind, dann kann man davon ausgehen, dass der Schlaf erholsam und leistungsfördernd ist.

Schauen wir uns vergleichend hierzu die Abbildung 4.9 an. Sie zeigt die typischen Merkmale einer Insomnie, zum Beispiel:

- Die Einschlafzeit ist verlängert.
- Es wird nur wenig und dazu häufig gestörter Tiefschlaf erreicht.
- Es treten große Wachzeiten und oft kurzes Erwachen auf.

Dieser Schlaf ist für seinen „Besitzer" nur wenig erholsam und kann nur eingeschränkt zur täglichen psychophysischen Regeneration beitragen (siehe hierzu auch Kapitel 2).

Es gibt ausreichend verhaltenstherapeutische Konzepte, um ein so gestörtes Schlafverhalten ohne den Einsatz von Schlafmitteln wieder in normale Bahnen zu lenken. In ein solches Behandlungskonzept kann die Ganzkörperkältetherapie additiv eingefügt werden, weil sie helfen kann, die gestörte Homöostase des zentralen Aktivitätsniveaus wieder herzustellen.

Bereits im Ergebnis einer einwöchigen Kältetherapie kann eine deutliche

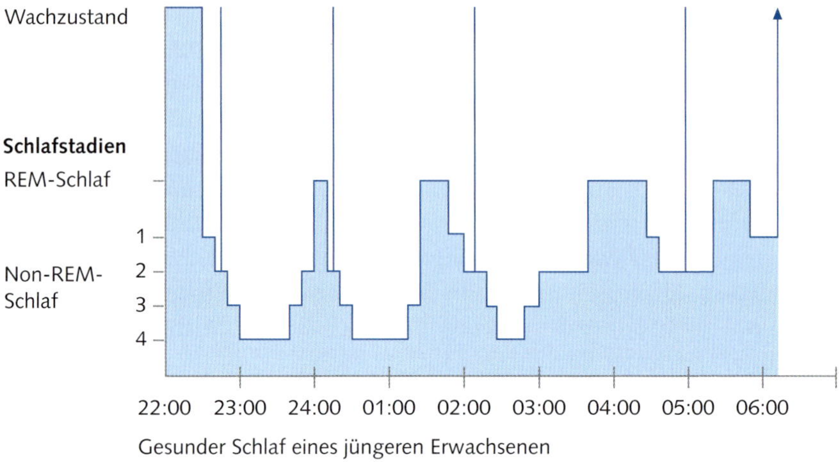

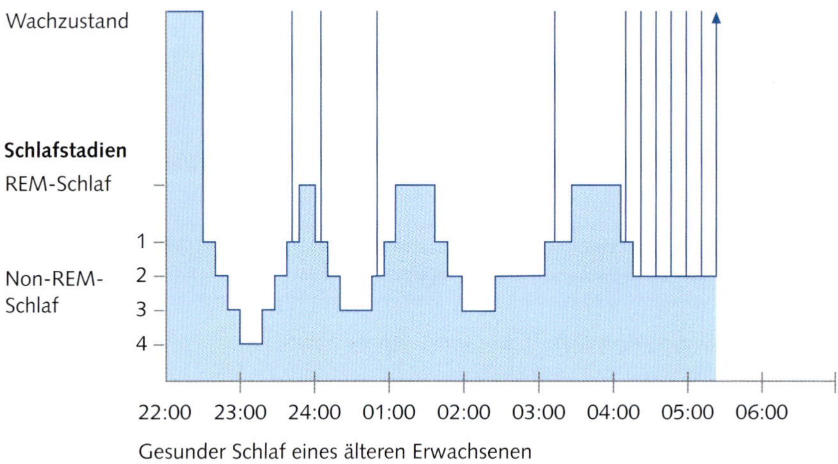

Abb. 4.8 Schlafprofile gesunder Schläfer (Erläuterungen siehe Glossar)

Besserung des Schlafverhaltens erreicht werden. Der Schlaf wird erholsamer, die Leistungsfähigkeit steigt. Dabei sollte man nicht den Fehler begehen, die angestrebte Änderung nur der Kälte zu überlassen. Dazu ist das ursächliche Geschehen zu komplex. Grundlage einer wirkungsvollen und anhaltenden Korrektur gestörten Schlafverhaltens ist die Aufdeckung des individuell oft sehr spezifischen Ursachengefüges.

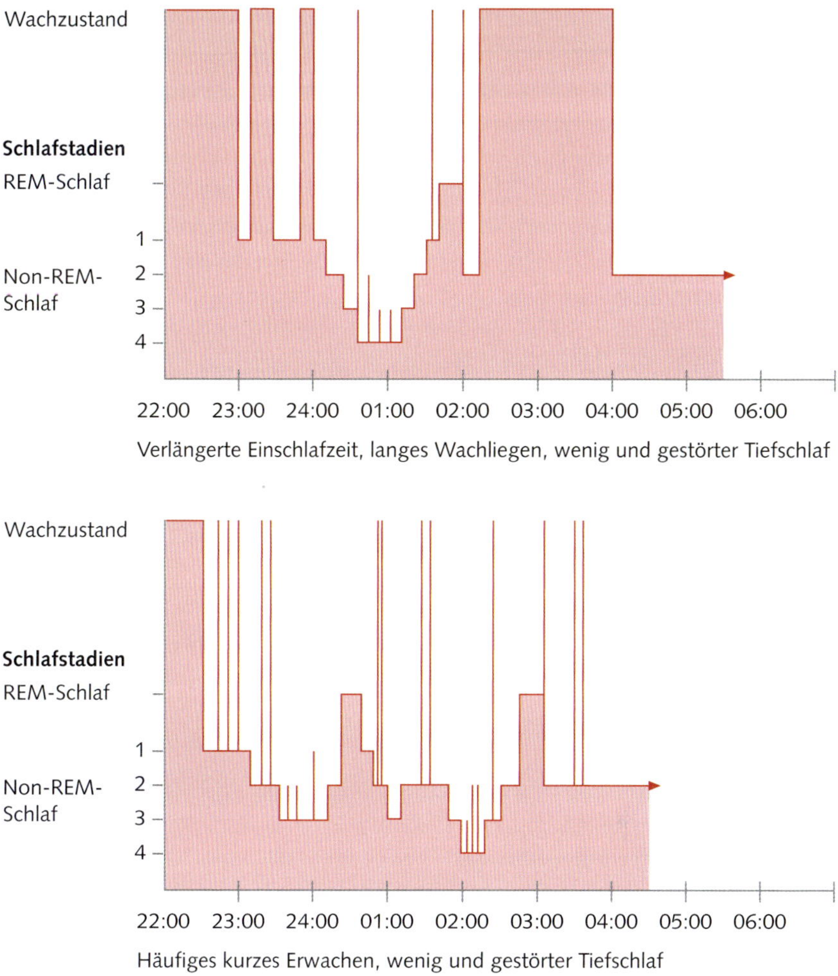

Abb. 4.9 Schlafprofile bei gestörtem Schlaf

4.7.2 Schmerzbedingte sekundäre Insomnie

Diese Schlafstörung ist prinzipiell nach den gleichen Kriterien charakterisiert wie die primäre Insomnie, auch gleicht sie dieser in der Symptomatik, die Ursachen sind allerdings in dem chronischen Schmerzgeschehen begründet. Sie tritt als Folgeerscheinung einer organischen Erkrankung auf. Unzureichende Schmerzbehandlung und falsche oder keine Behandlung der beginnenden Schlafstörung sind leider häufig die Komponenten, die das Geschehen chronifizieren, mit negativen Rückwirkungen auf das Schmerzgeschehen (Abbildung 4.10). Die schmerzlindernde Wirkung der Ganzkörperkälte steht im Vordergrund der Behandlung. Oft bessert sich dann schon nach wenigen Behandlungen mit dem Rückgang der Schmerzen auch der Schlaf. „Seit Monaten habe ich das erste Mal wieder gut geschlafen" – so lautet dann der einfache und befreiende Ausdruck gebesserten Befindens.

Es hat sich als zweckmäßig erwiesen, die zweite der täglichen Kältebehandlungen in die Abendstunden zu legen, oder, wenn die Voraussetzungen gegeben sind, vor dem Schlafengehen die schmerzhaften Körperpartien mit Kaltluft (-30 °C) zu behandeln. Die resultierende Schmerzfreiheit ermöglicht ein schnelles Einschlafen und auch den Verzicht auf die Einnahme von Schmerzmedikamenten.

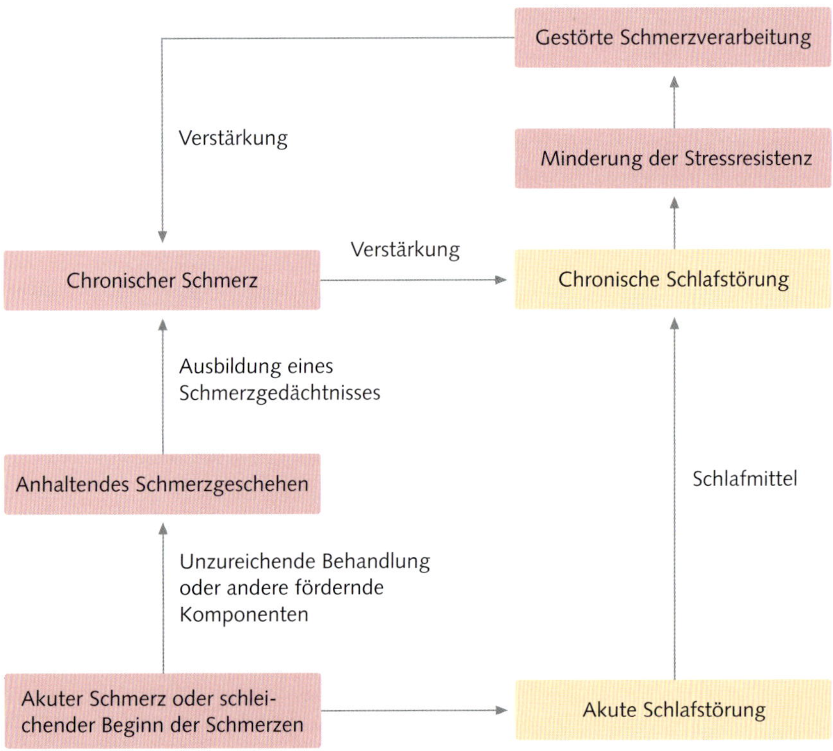

Abb. 4.10 Zusammenhänge zwischen chronischem Schmerz und chronischer Schlafstörung

4.8 Gleichgewichtsstörungen und Störungen der Bewegungskoordination

Körperliches Gleichgewicht und Bewegungskoordination sind nerval eng miteinander verbunden. Das im Innenohr gelegene Gleichgewichtsorgan (Vestibularorgan) kann nur die Lage des Körpers im Raum bestimmen. Zur Wahrnehmung der Position des gesamten Körpers und auch einzelner seiner Teile im Raum sind weitere Informationen erforderlich, die mit denen aus dem Vestibularapparat im Zentralen Nervensystem zu einem Ganzen verknüpft werden müssen. Dieser zweite Informationsanteil kommt aus dem Sehorgan und aus der Tiefensensibilität, der Propriozeption. Mit der Tiefensensibilität und ihrer Beeinflussung durch Kältereize wollen wir uns hier kurz befassen.

Die Sensoren, die auf entsprechende Reize aus der „Tiefe" des Körpers reagieren, befinden sich in der Muskulatur und in den Sehnen, in den Gelenkstrukturen und auch in der Haut. Die Tiefensensibilität vermittelt uns die nervalen Informationen über Stellung und Bewegung des Körpers und der Gliedmaßen sowie über das Ausmaß der Kraft, die die Muskulatur aufwenden muss, um eine bestimmte Körper- oder Gliedmaßenposition einzunehmen oder aufrecht zu erhalten. Ein regelrechter (sprich: nicht gestörter) Informationsfluss aus allen Teilen der Tiefensensibilität ist unabdingbare Voraussetzung für die fein abgestimmte Innervation der an der Bewegungskoordination beteiligten Muskelgruppen.

Störungen der Tiefensensibilität, (krankhafte Veränderungen ihres Afferentationsmusters) sind auf mannigfaltige Art und Weise möglich:

- Bewegungseinschränkungen der Gelenke durch Entzündungen, Schmerzen und degenerative Veränderungen,
- Gelenkverletzungen,
- Fehlbelastungen von Gelenkstrukturen beziehungsweise überhaupt im Skelettsystem,
- Fehlbelastungen von Muskeln und Muskelgruppen, muskuläre Schwächen und Muskelhartspann, Muskelverkürzungen und muskuläre Dysbalancen,
- Innervationsstörungen der Muskulatur mit Veränderung ihres Spannungszustands,
- Immobilisation von Körperteilen beziehungsweise des ganzen Körpers.

Erinnern wir uns an das im Abschnitt 3.1 (Nerval-reflektorische Vorgänge) Beschriebene und sehen wir uns noch einmal die Abbildung 3.3 an.

Die dort bezeichneten Zusammenhänge – Verschaltung der Kälteafferenzen mit anderen nervalen Funktionskreisen – sind die primären Voraussetzungen dafür, dass Kälteeinwirkung bei Störungen der Tiefensensibilität mit nachfolgender Beeinträchtigung des Koordinationsvermögens therapeutisch genutzt werden kann. Dieser primäre Einfluss wird über die so genannte afferente Hemmung wirksam, die die gegenseitige Beeinflussung der einzelnen afferenten Systeme bezeichnet. Darüber hinaus greift die Kälte sekundär, gewissermaßen modulierend, in die gestörten Systeme ein. Das geschieht über die Entzündungshemmpung, die Schmerzausschaltung, die Ödemrückbildung und über die Regulation der muskulären Innervation. Beide Wege tragen dazu bei, dass Chronifizierungen und Sekundärschäden vermieden werden können. Auch hier gilt: Die Ganzkörperkälteanwendung löst nicht das Problem einer Gleichgewichts- und Koordinationsstörung, sie verbessert aber die Bedingungen für aktive Trainingsprogramme.

4.9 Primäre hypotone Kreislaufregulationsstörungen

Die primäre hypotone Kreislaufregulationsstörung – eine sekundäre Störung, zum Beispiel in Folge unzureichender Herzleistung muss ausgeschlossen sein – ist mit physikalischen Maßnahmen gut zu behandeln. Die unangenehmen Symptome der Hypotonie, wie allgemeine Schwäche und Unlust, Müdigkeit und Schwindelzustände, besonders bei Körperlageveränderungen und bei hohen Umgebungstemperaturen, haben ihre Ursache in einer unökonomischen Verteilung der an und für sich ausreichenden Blutmenge. Der unzureichende venöse Spannungszustand führt zur Blutanreicherung in den Beinen sowie im Becken und Bauchraum. Der systolische Blutdruck sinkt ab, der diastolische steigt an. Die Hirndurchblutung wird verringert, es treten die erwähnten Symptome auf.

Regelmäßige Kältereize, die zu einer Vasokonstriktion führen, bewirken einen Trainingseffekt an den der Kälte ausgesetzten vorwiegend venösen Blutgefäßen und tragen zur Normverteilung des Bluts bei. Die Kältereize müssen gut dosiert werden, damit den Blutgefäßen genügend Zeit zur Reaktion und Adaptation zur Verfügung steht. Bei einer Überdosierung der Kälte besteht die Gefahr, dass die Gefäße habituieren, das heißt, sie „gewöhnen" sich an den Kältereiz und reagieren nicht mehr mit einer Verengung. Die Blutdruckkontrolle vor und nach der Kälteeinwirkung ist unumgänglich. Da das Kälte-Gefäßtraining über mehrere Wochen fortgesetzt werden muss, ist es zweckmäßig, die Behandlung mit einer ein- bis zweiwöchigen

Ganzkörperkältetherapie einzuleiten, nach Möglichkeit schon im Wechsel mit Wärmeapplikationen, und dann konsequent mit thalassotherapeutischen Anwendungen, Bädern und Güssen wechselnder Temperatur fortzusetzen. Eine angemessene sportliche Betätigung ergänzt das Programm (Aktivierung der „Muskelpumpe" für die großen Beinvenen, Atemgymnastik).

4.10 Weitere Indikationen

Es soll auf einige weitere gesundheitliche Störungen beziehungsweise Erkrankungen eingegangen werden, die nicht in der Indikationsliste für die Ganzkörperkältetherapie erfasst wurden, weil die vorliegenden Erfahrungen noch nicht ausreichend sind.

Morbus Crohn und Colitis ulcerosa

Die positive Wirkung von Kälteanwendungen auf die Haut bei chronisch-entzündlichen und schmerzhaften Darmerkrankungen (wahrscheinlich über so genannte cutiviszerale Reflexe) ist bekannt und auch beschrieben[28].

Der Morbus Crohn befällt vorwiegend das untere Ende des Dünndarms und den Dickdarm, die Colitis ulcerosa dagegen nur den Dickdarm. Die eigentliche Entstehungsursache beider Erkrankungen ist nicht bekannt. Gendefekte sind wahrscheinlich, jedenfalls sprechen neuere Forschungsergebnisse dafür. Ätiologisch spielen aber neben psychosomatischen Komponenten vor allem Entzündungsmediatoren eine Rolle, die vom Immunsystem der Darmschleimhaut freigesetzt werden und den chronischen Entzündungsprozess unterhalten. Der Morbus Crohn kann sich auch außerhalb des Darms manifestieren. So treten unter anderem auch Gelenkentzündungen auf, die für sich schon eine Indikation für die Ganzkörperkältetherapie sein können. Generell können Ganzkörperkälteanwendungen in Anbetracht ihrer systemisch-entzündungshemmenden und -schmerzlindernden Wirkung als additive Therapie herangezogen werden. Einzelbeobachtungen sprechen für Befindlichkeitsbesserungen nach Anwendung der Ganzkörperkältetherapie.

Restless-legs-Syndrom (RLS) und periodische Beinbewegungen im Schlaf

Die Ursache für das RLS (Missempfindungen in den Beinen vor dem Einschlafen, Bewegungsdrang) und für die periodischen Beinbewegungen (Zuckungen: Beugung in Fuß- und Kniegelenk; Zehenstreckung: tonische Kontraktionen während des Einschlafens) ist wahrscheinlich im Zentralen Nervensystem zu suchen. Betroffene haben sicher die Erfahrung gemacht, dass bei leichteren Formen dieser beiden Gesundheitsstörungen physikalische Therapien – Wärme- aber auch Kälteanwendungen – die Beschwerden lindern und bei schwereren Formen die Therapie unterstützen können. In diesem Sinne ist auch die Ganzkörperkältetherapie zu verstehen.

Das RLS tritt gehäuft bei Patienten mit einer Rheumatoiden Arthritis auf [(10)]. Die Kältebehandlung dieser Erkrankung führt dann in der Regel auch zur Linderung der RLS-Beschwerden.

Die Indikationslisten einiger kältetherapeutischer Zentren weisen zum Teil noch weitere Erkrankungen als kältetherapierbar aus, die hier mangels persönlicher Erfahrung vom Autor nicht kommentiert werden können. Dazu gehören – neben den bereits auf S. 51 genannten – zum Beispiel die Gichtarthritis und Lähmungen peripherer Nerven.

5. Gegenindikationen, Besonderheiten und Nebenwirkungen der Ganzkörperkältetherapie

5.1 Gegenindikationen der Ganzkörperkältetherapie

Die absoluten und relativen Gegenindikationen (Abbildungen 5.1 und 5.2) wurden nach Publikationen, nicht veröffentlichten Materialien einiger Kältetherapiezentren und nach eigenen Erfahrungen zusammengestellt. Sie sind als Anhalt für die Beurteilung der Therapiefähigkeit zu verstehen. In jedem Fall ist die ärztliche Voruntersuchung entscheidend.

1. Unbehandelter Bluthochdruck (arterielle Hypertension)
2. Herzinfarkt, der weniger als ein halbes Jahr zurückliegt
3. Dekompensierte (entgleiste) Erkrankung des Herz-Kreislauf- und des Atmungssystems
4. Instabile Angina pectoris (neu auftretende oder zunehmende Herzschmerzen)
5. Herzschrittmacher
6. Periphere arterielle Verschlusskrankheit (Fontaine-Stadien III und IV)
7. Abgelaufene Venenthrombosen
8. Akute Erkrankungen der Atemwege
9. Akute Nieren- und Harnwegserkrankungen
10. Schwere Anämie
11. Kälteallergische Erscheinungen
12. Tumorkrankheiten
13. Anfallsleiden
14. Bakterielle und virale Hautinfektionen

Abb. 5.1 Absolute Gegenindikationen der Ganzkörperkältetherapie

1. Herzrhythmusstörungen
2. Herzklappenfehler
3. Zustand nach Herzoperationen
4. Ischämische Herzkrankheit
5. Raynaud-Syndrom
6. Polyneuropathien
7. Schwangerschaft (ab 4. Monat)
8. Vaskulitiden (Blutgefäßwandentzündungen)
9. Klaustrophobie

Abb. 5.2 Relative Gegenindikationen der Ganzkörperkältetherapie

Die relativen Gegenindikationen lassen ein befundgestütztes Ermessensspektrum zu. In einigen Therapiezentren werden ein Alter über 75 Jahre, Herzschrittmacher, eine Schilddrüsenunterfunktion und eine Hyperhidrosis als relative Gegenindikationen betrachtet.

5.2 Besonderheiten der Ganzkörperkältetherapie

Die Reaktion des Menschen auf Kältereize ist durchaus nicht einheitlich. Sie kann sowohl inter- als auch intraindividuell verschieden sein. Die Ganzkörperkältetherapie sollte deshalb grundsätzlich hinsichtlich der Aufenthaltsdauer in der Kältetherapiekammer, der Therapiefrequenz, der Anzahl der Expositionen während einer seriellen Anwendung und des Wiederholungsabstands individuell dosiert werden. Im Folgenden werden einige Faktoren beschrieben, die einen gewissen Einfluss auf die organismische Kältereaktion haben und deshalb bei der Ordination berücksichtigt werden sollten. Zu diesen Faktoren gehören

- Lebensalter,
- körperlicher Zustand,
- Hautzustand,
- vegetative Ausgangssituation,
- Tageszeit und
- Geschlecht.

5.2.1 Lebensalter

Obwohl allgemein gilt, dass es für die Ganzkörperkältetherapie keine Altersbegrenzung gibt, müssen doch einige altersbedingte Besonderheiten beachtet werden.

Für Säuglinge (1. Lebensjahr) ist die Kältetherapie auszuschließen. Bei Kindern im frühen Kleinkindesalter (2. und 3. Lebensjahr) ist Zurückhaltung geboten. Das Unterhautfettgewebe ist erst ungenügend ausgebildet. Die Haut selbst ist dünn und wasserreich. Thermoregulation und Immunsystem sind noch nicht voll funktionsfähig. Das bedeutet, dass die im Kapitel 2 beschriebenen Reiz-Reaktion-Adaptationsmechanismen noch nicht wie beim Erwachsenen zur Verfügung stehen. Mitunter stellt sich bei neurodermitischen Kindern diesen Alters die Frage nach der Kälteanwendung. Grundsätzlich sollte in solchen Fällen anderen Therapien, besonders der mikrobiologischen/probiotischen, der Vorrang gegeben werden. Die Kälte kann dann unter Umständen im 3. Lebensjahr als Additiv eingesetzt werden. Die Expositionsdauer sollte aber eine Minute nicht überschreiten.

Anders verhält es sich bei Kindern im späten Kleinkindesalter (4. bis 6. Lebensjahr). Die Kinder sind kommunikationsfähig. Der Aufenthalt kann unter günstigen individuellen Voraussetzungen und bei sorgfältiger Begleitung in der Kältetherapiekammer (Therapeut, Elternteil) bis auf zwei Minuten ausgedehnt werden. Kinder in diesem Alter reagieren jedoch noch nicht wie Erwachsene auf die Kälte: Auch bei deutlich gemindertem Reiz hinsichtlich Stärke und Dauer ist die Reaktion heftiger als beim Erwachsenen.

Es muss ausdrücklich davor gewarnt werden, bei Kindern bis zum 6. Lebensjahr ohne ärztlichen Rat die Ganzkörperkältetherapie anzuwenden. Verantwortungsbewusste Indikationsstellung vorausgesetzt, kann aber die Ganzkörperkältetherapie auch in diesem Alter, zum Beispiel bei Vorliegen einer Neurodermitis oder einer zentralen Spastik, sehr hilfreich sein. Besonderes Augenmerk sollte auf die Hautreaktion gerichtet sein.

Schulkinder und junge Adoleszente können unter Berücksichtigung individueller Besonderheiten praktisch wie Erwachsene mit der Kälte behandelt werden.

Auch die Ganzkörperkältetherapie des „älteren Menschen" – der Begriff unterliegt ja zunehmend einer sehr starken Relativierung, hier soll darunter ein Alter über 60 Lebensjahre verstanden werden – gebietet, einige Besonderheiten zu berücksichtigen. Der alternde Organismus reagiert langsamer auf äußere Reize, so dass Reaktionen und auch Adaptationen (siehe wiederum Kapitel 2) auch mit Verzögerung eintreten können. Er benötigt mehr Zeit. Das kann zur Folge haben, dass die Reizintensität verringert (kürzere Aufenthaltsdauer in der Kältekammer) und dagegen die Expositionszahl einer seriellen Kälteanwendung vergrößert werden muss. In der Regel können damit die Adaptationsvoraussetzungen verbessert werden.

Mit zunehmendem Alter kann der Organismus nur noch auf ein vermindertes Regulationsvermögen des Herz-Kreislaufsystems und auf eine eingeschränkte Immunabwehr zurückgreifen. Diese Reduzierung unterliegt allerdings in Abhängigkeit von der gepflegten Lebensweise sehr starken Schwankungen.

Ältere Menschen sollten die Ganzkörperkältetherapie deshalb nicht nur zur Bekämpfung starker Gelenkschmerzen, sondern vor allem auch zum Training der Reaktionsfähigkeit der Hautblutgefäße nutzen. Die Effekte dieses Trainings spiegeln sich dann in einer Regulationsoptimierung im Herz-Kreislaufsystem, des Wärmehaushalts und des Immunsystems, sowie in einer Verbesserung der allgemeinen Befindlichkeit wider.

Zu berücksichtigen ist auch, dass die alternde Haut einen Teil ihrer Flexibilität eingebüßt hat. Neben der soeben erwähnten Funktionseinschränkung der Hautdurchblutung ist dafür der Elastizitätsverlust durch Abnahme des Wassergehalts, der Rückgang des Unterhautfettgewebes und die reduzierte

Talgdrüsenaktivität mit nachfolgender Trockenheit der Haut verantwortlich. Es ist gelegentlich möglich, dass bei einer aus den genannten Gründen stark eingeschränkten Reaktionsfähigkeit der Haut die Aufenthaltsdauer in der Kältetherapiekammer verkürzt beziehungsweise sogar die Therapie abgebrochen werden muss.

Ein Problem des alternden Menschen ist die vielfach vorhandene Multimorbidität. Dieses gleichzeitige Vorliegen mehrerer Erkrankungen bedeutet häufig, dass neben der Ganzkörperkältetherapie weitere therapeutische Interventionen – meistens medikamentöse – notwendig sind, die zur Kälteanwendung in Wechselwirkung stehen können, was eventuell zu einer Verstärkung oder Minderung beziehungsweise auch zu einer Verzögerung der Kältewirkung führen kann. So wird zum Beispiel die aktivierende Kältewirkung auf das zentrale Erregungsniveau durch die Einnahme von Beruhigungs- oder Schlafmitteln gemindert oder gar aufgehoben. Herzmittel (Kardiaka) oder blutdrucksenkende Medikamente (Antihypertensiva) können die Reaktion des Herz-Kreislaufsystems auf den Kältereiz modifizieren. Auch die Kälteempfindung kann auf medikamentösem Wege verändert werden. Das kann durch die Einnahme von Schmerzmitteln geschehen, weil durch sie die Schmerzkomponente der Kälteempfindung blockiert wird (bei starken Kältereizen werden immer auch Schmerzrezeptoren aktiviert und ihre Erregungen fließen in die Kältewahrnehmung mit ein).

5.2.2 Körperlicher Zustand

Sowohl die Kälteverträglichkeit als auch die durch den Kältereiz ausgelöste therapeutische Reaktion werden durch den allgemeinen und aktuellen körperlichen Zustand beeinflusst.

Beide, Verträglichkeit und Reaktion, sind Funktionen der organismischen Stabilität, fußend auf der physiologischen Reaktion verschiedener Organsysteme, besonders aber des Herz-Kreislauf- und des Immunsystems. Erkrankungen und auch Einflüsse ohne Krankheitswert können diese Stabilität beeinträchtigen und dadurch von der Norm abweichende Antworten auf den Kältereiz bedingen. Vor der Therapie muss deshalb im Einzelfall die Reaktionsfähigkeit des Organismus beurteilt werden. Es gilt abzuschätzen, ob dieser die Voraussetzungen erfüllt, zum einen die erforderlichen Schutzmechanismen gegenüber der extremen Kälte (zum Beispiel die regelrechte Funktion der Hautblutgefäße) zu aktivieren und zum anderen die erwartete therapeutische Reaktion auszulösen. Der körperliche Zustand muss deshalb sowohl bei der Dosierung der Ganzkörperkältetherapie als auch bezüglich ihrer Kombination mit anderen Behandlungen berücksichtigt werden.

5.2.3 Hautzustand

Die Haut erfüllt als Körperoberfläche wichtige Funktionen. Neben dem Schutz des Körpers vor widrigen äußeren Einflüssen ist sie über die Weit- beziehungsweise Engstellung der Blutgefäße in der Haut und über die Schweißabsonderung an der Temperaturregulation des Körpers beteiligt. In ihr befinden sich Sensoren für die Aufnahme von Umweltreizen, deren Erregungen in vielfältige Wahrnehmungen eingespeist werden (siehe auch Abschnitt 3.1). Sie ist gewissermaßen ein Sinnesorgan. In der Oberhaut, der Epidermis, befinden sich auch Elemente des Immunsystems (Langerhans-Zellen), die der immunologischen Frühwarnung dienen. Die physiologische Reaktionsfähigkeit der Haut auf den Kältereiz ist für die Wirkung der Ganzkörperkältetherapie von entscheidender Bedeutung. Über ein gut funktionierendes Temperaturregulationsvermögen der Haut wird ihre schnelle Abkühlung, aber auch die sich unmittelbar anschließende Wiedererwärmung erreicht. Ein ungenügender Trainingszustand der Hautgefäße beeinflusst diesen Vorgang negativ.

Die Körperoberflächentemperatur sollte sich vor dem Gang in die Kältekammer in einer „Ruhelage" befinden. Sie sollte weder erhöht – zum Beispiel durch unmittelbar vorausgegangene Muskelarbeit – noch abgesenkt sein, zum Beispiel durch Vorkühlung infolge unzweckmäßiger Kleidung. Gute Voraussetzungen für eine homöostatische Reaktionslage der Haut bieten Zimmertemperatur und eine körperliche Ruhephase vor der Therapie.

Am besten erfüllt die so genannte Normalhaut (gute Durchblutung, physiologische Schichtenverhältnisse, keine krankhaften Flüssigkeitseinlagerungen) die Voraussetzungen für eine komplikationsfreie Kältetherapie. Eine sehr dünne (durch Arzneimittel geschädigte), aber auch die sehr trockene Haut können von der Norm abweichende Reaktionen auf die Kälte zeigen, die auf eine verringerte Widerstandsfähigkeit hinweisen. Man muss dem mit einer Verkürzung der Expositionsdauer begegnen. Eine durch Sonnenstrahlung, Hitze, Kälte oder andere Faktoren vorgeschädigte Haut darf der Ganzkörperkälte nicht ausgesetzt werden. Desgleichen sollten thermisches (während und nach körperlicher Belastung oder nach starker Wärmeeinwirkung), emotionales (erregungsbedingtes) und krankhaftes Schwitzen ausgeschlossen sein.

5.2.4 Vegetative Ausgangssituation

Es gelingt uns meistens nicht, die vegetative Reaktionslage willentlich kurzfristig zu ändern, da sie der Steuerung durch das Autonome Nervensystem unterliegt. Relativ schnell können wir durch äußere Umstände in einen gesteigerten oder auch abgeschwächten Erregungszustand kommen, zumal, wenn wir Techniken, die das verhindern können (Autogenes Training, Progressive Muskelentspannung), nicht kennen und nicht praktizieren. So kann sich über längere Zeit aber auch kurzfristig eine sympathikotone (Überwiegen des erregungsfördernden Teils des Autonomen Nervensystems) oder auch eine parasympathikotone (Überwiegen des dämpfenden Teils) Erregungslage einstellen. Die Erregungslage beeinflusst das Verhalten vor und während der Therapie, unter Umständen aber auch das Therapieergebnis. Vordergründig ist in unserem Zusammenhang die gesteigerte Erregung bedeutungsvoll.

Vor diesem Hintergrund werden einige der individuellen Reaktionen erklärbar. So kommt es relativ häufig zu einem Anstieg von Blutdruck und Herzfrequenz unmittelbar vor dem Gang in die Kältekammer infolge einer gesteigerten Erwartungshaltung beziehungsweise sogar einer leichten Erregung. Dieser - objektiv unbegründete – Zustand ist meistens vor den ersten Anwendungen dieser zunächst ungewöhnlich erscheinenden Therapie anzutreffen. Schon bei leichter Erregung lässt man sich dann in der Kältetherapiekammer zu hektischen Bewegungsabläufen verführen, die aber nicht erwünscht sind. Sie begünstigen eine übermäßig schnelle Wärmeabgabe auf konvektionellem Wege, wodurch leichte lokale Erfrierungen hervorgerufen werden können (siehe dazu auch Abschnitt 5.3).

Ein erhöhtes Erregungsniveau kann bei Vasokonstriktion in der Haut das emotionale Schwitzen – im vorausgegangenen Abschnitt wurde schon kurz darauf verwiesen – auslösen. Der kalte Schweiß zeigt sich vorwiegend an Händen und Füßen, kann aber auch auf der gesamten Körperoberfläche auftreten. Patienten, die dazu neigen, sollten besonders sorgfältig vor der Kälteeinwirkung die Haut frottieren und sich etwas länger in der -10 °C-Kammer aufhalten, damit die Restfeuchte der Haut an die trockene, moderat gekühlte Umgebungsluft abgegeben werden kann, bevor man sich in die therapeutische Sektion begibt. Es ist auch aus diesem Grunde ratsam, so zeigt die Erfahrung, sich vor der Kältetherapie einige Minuten der Ruhe zu gönnen, gegebenenfalls verbunden mit der Anwendung der Kurzformen einer Entspannungstechnik.

5.2.5 Tageszeit

Tageszeitabhängige Reaktionen des Menschen auf Kältereize sind für die Ganzkörperkältetherapie nicht vordergründig von Bedeutung, es ist aber denkbar, dass sie den therapeutisch ausgelösten „Reiz-Reaktions-Adaptations-Mechanismus" (siehe Kapitel 2) beeinflussen und auch auf die Befindlichkeit während und nach der Therapie einwirken können. Dabei spielen das Verhalten der Körpertemperatur im Tagesverlauf und auch die tageszeitlichen Schwankungen der Schmerzschwelle eine Rolle.

Die Körpertemperatur weist nachts die tiefsten Werte auf. Der Anstieg beginnt bereits vor dem morgendlichen Erwachen, ist vormittags am steilsten und flacht am Nachmittag deutlich ab. Die Aufwärmphase am Vormittag wird naturgemäß von einer Engstellung der Hautblutgefäße begleitet, die mit weiterem Anheben der Temperatur am Nachmittag nachlässt. Das erleichtert bei normaler Umgebungstemperatur die Wärmeabgabe. Die hieraus resultierende Temperaturempfindlichkeit ist stark individuell geprägt. In der Regel sind diese Unterschiede im Regulationsverhalten überhaupt nicht zu spüren. Sie sollten aber beachtet werden, wenn sich in der subjektiv empfundenen Kälteverträglichkeit deutliche tageszeitliche Differenzen auftun. Die Korrekturmöglichkeiten liegen dann in einer Veränderung der Aufenthaltsdauer (Kriterium ist die Befindlichkeit) in der Kältetherapiekammer.

Die Beurteilung von tageszeitlichen Schwankungen der Schmerzschwelle (kleinster Reiz, mit dem ein Schmerz ausgelöst werden kann) bei chronischen Schmerzen ist schwierig. Generell scheint zu gelten, dass sie in den Nachmittagsstunden am höchsten liegt, das heißt, gleich starke Schmerzreize führen zu dieser Zeit zu einer schwächeren Schmerzwahrnehmung als zum Beispiel in der Nacht oder am frühen Vormittag. Schmerztherapeutische Interventionen zeitigen zu dieser Tageszeit eine bessere Wirkung als beispielsweise nachts oder am frühen Vormittag, also zu den Tageszeiten, in denen die Schmerzschwelle sehr niedrig und folglich die Schmerzempfindlichkeit hoch ist.

Ausgehend von der allerorten üblichen Platzierung der Ganzkörperkältetherapie in den frühen Vormittagsstunden und im Verlauf des Nachmittags kann das dazu führen, dass die schmerzlindernde Wirkung nachmittags deutlicher wahrgenommen wird als vormittags. Der über die Schmerzlinderung hinaus noch vorhandene „Restschmerz" liegt dann praktisch unter der Schmerzschwelle und wird nicht mehr registriert.

5.2.6 Geschlecht

Geschlechtsspezifische Unterschiede in der Reaktion auf den kurzen Kältereiz sind offensichtlich nur für die subjektive Empfindlichkeitsbeurteilung wichtig, vorwiegend bei Frauen im prämenopausalen Alter. So ist es möglich, dass diese Frauen postmenstruell kälteempfindlicher reagieren als prämenstruell. Gelegentlich kann man allerdings beobachten, dass auch jüngere Frauen in der postmenstruellen Phase eine längere Wiedererwärmungszeit nach der Ganzkörperkältetherapie benötigen. Das ist physiologisch bedingt, kann in Extremfällen aber eine Kürzung des Kammeraufenthalts erfordern.

5.3 Nebenwirkungen der Ganzkörperkältetherapie

Die Ganzkörperkältetherapie ist ein sehr gut verträgliches physikalisches Behandlungsverfahren mit geringer Abbruchquote. Bei strikter Beachtung der Indikationen und besonders auch der Gegenindikationen sowie der Verhaltensregeln für die persönliche Therapievorbereitung und für den Aufenthalt in der Kältekammer sind Nebenwirkungen äußerst selten. Trotzdem werden gelegentlich unerwünschte Folgen der Kälteeinwirkung beobachtet.

Die Ausführungen in diesem Abschnitt, die keinen Anspruch auf Vollständigkeit erheben, basieren auf eigenen Erfahrungen und auf dankenswerter Weise von Kollegen mündlich überlassenen Informationen.

Lokale Erfrierungen können an den Innenseiten der Unterarme bei zu schnellen Armbewegungen während der Kältetherapie auftreten, da in diesem Fall eine zu starke Wärmeabgabe auf konvektionellem Wege erfolgt. Andere Gründe für das Auftreten von Erfrierungen der Haut können sein:

- Berührungskontakt der ungeschützten Haut mit Gegenständen in der Kältetherapiekammer
- gestörte Hautdurchblutung, krankhaft oder medikamentös bedingt
- Alkoholgenuss, in dessen Folge sich die Hautblutgefäße erweitern und ein verändertes Reaktionsmuster bei Kälteeinwirkung zeigen
- physische und psychische Erschöpfungszustände
- übermäßig kälteempfindliche Haut
- feuchte Haut bei psychischem oder thermischem Schwitzen, da das Verdampfen des Schweißes mit verstärktem Wärmeentzug verbunden ist.

Die lokal begrenzten Alterationen der Haut fallen durch eine persistierende Hautrötung auf, die nach einigen Tagen wieder abgeklungen ist. Eine Therapie ist selten notwendig. Bei entsprechendem Schutz der betroffenen Hautareale vor direkter Kälteeinwirkung kann die Therapie in der Regel fortgesetzt werden. Wird dieser Schutz versäumt, können bei Fortsetzung der Therapie außer der Hautrötung auch ein Schwellungszustand und Bläschenbildung auftreten, die eine Behandlung erfordern. Die Bläschen heilen nach einigen Tagen ab und hinterlassen keine Narben, da nur oberflächliche Hautschichten betroffen sind. Kältealterierte Haut darf weder massiert noch gerieben werden. Es ist anzuraten, nach den ersten Expositionen die Hautreaktion aufmerksam zu beobachten. Eine Kontrolle ist auch vom ausführenden Therapeuten vor und nach jedem Kammergang vorzunehmen. Sind trotz Einhaltung aller erforderlichen Vorkehrungen größere Hautpartien von einer anhaltenden Rötung betroffen, dann sollte ein Abbruch der Therapie in Erwägung gezogen werden. Eine weißfleckige Haut nach Kälteeinwirkung sollte Anlass zu weiterführender Diagnostik sein.

Wir haben Kopfschmerzen als eine Indikation für die Ganzkörperkältetherapie kennen gelernt. Kopfschmerzen können aber auch in seltenen Fällen während oder unmittelbar nach der Therapie spontan auftreten. Wenn sie vom Nacken ausgehend den Hinterkopf erfassen, dann genügt es oft schon, die Nackenregion vor direkter Kälteeinwirkung zu schützen, um ein wiederholtes Auftreten zu vermeiden. Kopfschmerzen, die eher einem Spannungskopfschmerz gleichen, sehr heftig sind und sich wiederholen, können dagegen Grund für einen Therapieabbruch sein. Therapiebedingte psychische Alterationen sollten ausgeschlossen und gegebenenfalls einer gesonderten Behandlung zugeführt werden.

Oft sind auch schon chronische Kopfschmerzen vorhanden, die dann bei der Kältetherapie, die aus anderen Gründen indiziert ist, natürlich nicht mit wenigen Expositionen beseitigt werden können. Grundsätzlich ist anzuraten, bei heftigen, während und nach der Kältetherapie auftretenden Kopfschmerzen nach deren Ursachen fahnden zu lassen. Wie Einzelfälle belegen, kann es sich bisweilen auch um bisher nicht ausreichend diagnostizierte Sekundärkopfschmerzen handeln, die durch die „Kälteprovokation" ans Tageslicht gekommen sind.

Gelegentliche leichte und schnell wieder nachlassende, nicht bei jeder Exposition auftretende Kopfschmerzen sollten bei sonst regelrechten Befunden nicht zu einem voreiligen Abbruch der Therapie veranlassen.

Ein leichter Anstieg des arteriellen Blutdrucks während und nach der Ganzkörperkältetherapie entspricht der Regel. Eine übermäßige Reaktion des Blutdruckverhaltens bedarf allerdings der Kontrolle (siehe auch Abschnitt 11.3 im Anhang) und kann zum Therapieabbruch Veranlassung geben.

Eine zu hoch dosierte Kälteanwendung bei spastischer Muskulatur kann zu einer zu starken Lockerung der Spastik bei offensichtlich gleichzeitig stärkerer Aktivierung der antagonistischen Muskeln führen, in deren Folge dann dysbalancierte Bewegungsabläufe auftreten, die vorher nicht vorhanden waren. Ein zwei- bis dreitägiges Aussetzen der Therapie beziehungsweise schon eine Reduzierung der Therapiefrequenz schaffen Abhilfe. Auf diesem Wege lässt sich unter Mithilfe des Betroffenen und des Therapeuten die optimale Dosierung ermitteln.

Kälteallergische Symptome (wie Juckreiz und Ödembildung) erfordern den Therapieabbruch, im Weiteren die ärztliche Kontrolle und Diagnostik.

Äußerst selten treten Zustände von „Atemnot" und Schwindelerscheinungen auf. Erstere sind häufig auf eine falsche Atemtechnik zu Beginn der Kältetherapie (siehe auch Abschnitt 11.2 im Anhang) beziehungsweise auf einen hohen Erregungszustand zurückzuführen. Auch eine Klaustrophobie kann dabei eine Rolle spielen. Bei der Kältebehandlung des Asthma bronchiale sind mögliche kälteallergische Ursachen zu beachten (siehe auch Abschnitt 4.5.2).

Eine Zunahme von Schmerzen unter der Kältetherapie bedarf der Überprüfung der Indikationsstellung.

6. Ganzkörperkälteanwendung im Leistungssport

Die klinischen Indikationen der Ganzkörperkältetherapie, darunter auch solche wie postoperative Zustände, entzündliche Prozesse und stumpfe Gewebeschädigungen, haben zwangsläufig dazu geführt, dass zunehmend Sportler die Ganzkörperkälte zu therapeutischen Zwecken nutzen. Inzwischen liegen hierzu Anwendungserfahrungen vor. Zudem stellt sich die Frage, wie sich die nach der Ganzkörperkältetherapie zu beobachtende Regulation des zentralen Aktivitätsniveaus, die Ökonomisierung im Herz-Kreislaufsystem und ihre muskulären Wirkungen im Leistungssport nutzen lassen. Mehrere kältetherapeutische Zentren stellen bereits ihre Kapazität Sportlern zur Verfügung, erste Sportvereine verfügen über eine -110 °C-Kältetherapiekammer und sportmedizinische Rehabilitationszentren haben die Ganzkörperkälte in ihr therapeutisches Spektrum aufgenommen. Kälteanwendungen sind „zur wichtigsten passiven physikalischen Therapieform in der Sportmedizin" geworden[17].

Es ist bereits jetzt abzusehen, dass diese hoch wirksame physikalische Therapie in den nächsten Jahren zum festen Bestandteil von leistungssportlichen Therapie-, Rehabilitations- und Regenerationsprogrammen werden wird.

Mit Bezug auf eigene Erfahrungen beziehungsweise Beobachtungen in der Ganzkörperkältetherapie stumpfer Traumen nach Wettkämpfen und in der postoperativen Rehabilitation, ihrer Anwendung im Training sowie auf zur Zeit vorliegende Forschungsergebnisse sollen in diesem Kapitel folgende Probleme erörtert werden:

1. Sportverletzungen als Indikationen der Ganzkörperkältetherapie,
2. Steigerung der sportlichen Leistungsfähigkeit durch Kälteanwendung und
3. Einbeziehung der Kälte in Training und Wettkampf.

6.1 Sportverletzungen als Indikationen der Ganzkörperkältetherapie

Um die Anwendungsmöglichkeiten der Ganzkörperkältetherapie nach Sportverletzungen beziehungsweise nach verletzungsbedingten operativen Eingriffen erkennen zu können, wenden wir uns zunächst den in der Abbildung 6.1 dargestellten, für die Besprechung an dieser Stelle relevanten pathophysiologischen Vorgängen zu, die nach Gewebeschädigungen ablaufen. Schweregrad und therapeutische Beeinflussung dieser Prozesse bestimmen weitgehend die Ausfallzeit für Training und Wettkampf sowie mögliche Dauerbeeinträchtigungen der sportlichen Leistungsfähigkeit.

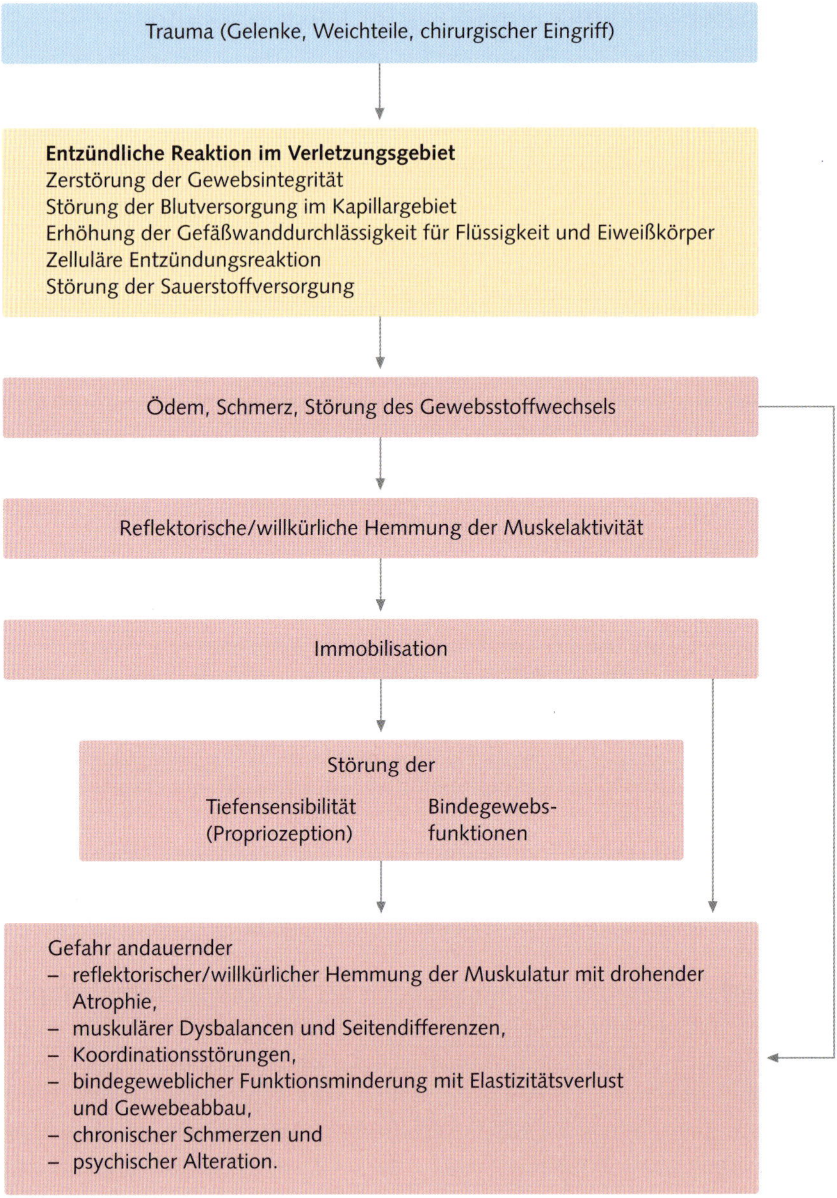

Abb. 6.1 Posttraumatische Pathophysiologie, die für die Kältetherapie bedeutsam ist

Die entzündliche Reaktion im Verletzungs-/Operationsgebiet bewirkt über die einzelnen Schädigungskomponenten (wie Beeinträchtigung der lokalen Blutversorgung und Erhöhung der Gefäßwanddurchlässigkeit) die Ausbildung einer Gewebsschwellung, welche mit erheblichen Schmerzen verbunden sein kann. Bereits kleine Gelenkergüsse führen so zu einer reflektorischen Hemmung der Muskelaktivität. Eine solche Hemmung kann auch schmerzbedingt willkürlich verursacht werden. Die durch diese Vorgänge ausgelöste Immobilisation von Körperregionen oder Gliedmaßen ruft Störungen der Tiefensensibilität (Propriozeption) mit nachfolgender Beeinträchtigung des Koordinationsvermögens hervor. Auch atrophische (gewebeabbauende) Prozesse im Bindegewebe (Sehnenansätze) und in der Muskulatur können die Folge sein. Rechtzeitiges therapeutisches Eingreifen ist unumgänglich, da ansonsten auf der Grundlage länger andauernder Störungen dieser Art chronisch krankhafte Zustände entstehen – zum Beispiel chronische Schmerzen bei gleichzeitiger Ausbildung eines Schmerzgedächtnisses oder chronische muskuläre Dysbalancen mit nachhaltiger Beeinträchtigung der sportlichen Leistungsfähigkeit. Auch eine erhöhte Sekundärverletzungsgefahr bildet sich heraus.

Die Abbildung 6.2 verweist summarisch auf die Angriffspunkte der Ganzkörperkälte. Durch ihre rechtzeitige Anwendung, gegebenenfalls nach vorheriger lokaler Kälteapplikation, kann der Genesungsverlauf erheblich abgekürzt und den beschriebenen Chronifizierungsfolgen vorgebeugt werden (siehe auch die in der Abbildung 6.3 aufgeführten Indikationsbeispiele).

1. Schmerzbeseitigung, Verhinderung eines Schmerzgedächtnisses und beschleunigte Entzündungsrückbildung

   Dadurch
   - zeitige Beseitigung der reflektorischen Muskelinaktivierung
   - Verhinderung einer längeren schmerz- und entzündungsbedingten Beweglichkeitseinschränkung betroffener Gelenke
   - Verbesserung der lokalen Muskeldurchblutung und damit des Muskelstoffwechsels
   - verbesserte Rekrutierung motorischer Einheiten
   - Verringerung der Störungen der Tiefensensibilität
   - Vorbeugung der Atrophien im Muskel und im kollagenen Bindegewebe
   - Reduzierung des Risikos von Folgeverletzungen
   - Verkürzung der Passivzeiten/ des Trainingsausfalls

2. Psychische Ausgeglichenheit und Regulierung des Schlafverhaltens

Abb. 6.2 Effekte der Ganzkörperkältetherapie bei Sportverletzungen

Kontusionen (Prellungen) und Ergüsse in der Muskulatur (mit reflektorischer bzw. willkürlicher Hemmung der Muskelaktivität)

Kontusionen in Gelenknähe, Distorsionen (mit Bänderüberdehnung) und entzündliche Gelenkprozesse (mit reflektorischer bzw. willkürlicher Hemmung der Muskelaktivität)

Schmerzhafte Sehnenansätze (mit begleitentzündlichen Prozessen)

Zustände nach verletzungsbedingten operativen Eingriffen, besonders an großen Gelenken

Reflektorische Muskelverspannungen/ -verhärtungen als Folge von Entzündungen und Schmerzen

Muskuläre Dysbalancen und Seitendifferenzen

Verkrampfte und unrhythmische Bewegungen mit Beeinträchtigung der Atemfunktion

Reaktive psychische Beeinträchtigungen, Schlafstörungen

Abb. 6.3 Beispiele verletzungsbedingter Indikationen der Ganzkörperkältetherapie im Leistungssport

6.2 Steigerung der sportlichen Leistungsfähigkeit durch Kälteanwendung

Die Ganzkörperkältetherapie im Leistungssport ist nicht auf die Anwendung bei Verletzungen beschränkt. Ihre Eigenschaften gestatten es, auch an ihre Einbeziehung in leistungssteigernde Programme zu denken. Nicht nur der theoretische Ansatz sondern vor allem auch im klinischen Bereich gesammelte Erfahrungen und die Ergebnisse wissenschaftlicher Studien sprechen jedenfalls dafür[11].

Erinnern wir uns an bereits in den vorausgegangenen Kapiteln Gelesenes:

Die Ganzkörperkälte

- wirkt auf die Muskeldurchblutung und auf die Muskelaktionen,
- hat eine ökonomisierende Wirkung auf das Herz-Kreislaufsystem und
- kann das zentrale Aktivitätsniveau verändern.

Ihr Einfluss auf die Leistungsfähigkeit ist also offensichtlich mehrschichtig und bedarf doch einiger ausführlicher Vorbemerkungen, um die einzelnen leistungssteigernden Komponenten deutlich zu machen.

Wenden wir uns zunächst der Muskulatur und ihrem Stoffwechsel zu.

Der Skelettmuskel benötigt für seine Aktionen Energie. Diese Energie wird enzymgesteuert aus Traubenzucker und Fettsäuren gewonnen. Aus beiden Energiespendern legt der Organismus auch Depots an, die bei Bedarf der Energiegewinnung zur Verfügung stehen. Es handelt sich hierbei um das Glykogen und um die Triglyzeride.

Die auf diesen Wegen gewonnene Energie wird in einem universellen Pool, bestehend aus dem Adenosintriphosphat (ATP) und dem Kreatinphosphat (KP), aufbewahrt und kann ihm bei entsprechenden Leistungsanforderungen entnommen werden, aus dem KP allerdings über den Umweg über das ATP. Aus dem ATP wird die Energie durch Aufspaltung frei, indem energieärmere Substanzen entstehen. Um einen kontinuierlichen Energiefluss aufrechtzuerhalten, muss aus den energiereichen Verbindungen Traubenzucker und Fettsäuren beziehungsweise Glykogen und Triglyzeride ständig Energie zur Nachbildung von ATP gewonnen werden. Die Speicherformen Glykogen und Triglyzeride müssen dazu aber zunächst wieder in ihre Ausgangsprodukte Traubenzucker beziehungsweise Fettsäuren rückverwandelt werden. Auch bestimmte Aminosäuren stehen für die Energiebereitstellung zur Verfügung.

Die Energiegewinnung in der Muskulatur erfolgt durch Oxidation mit (aerobe Oxidation) oder ohne (anaerobe Oxidation) Beteiligung von Sauerstoff. Über die aerobe Oxidation wird bei sportlicher Belastung und überhaupt bei körperlicher Betätigung der größere Anteil der benötigten Energiemenge verfügbar gemacht. Diese Form der Energiegewinnung spielt vor allem bei Ausdauersportarten eine große Rolle und ist in ihrer maximalen Nutzung großenteils von der zugeführten Sauerstoffmenge in der Zeiteinheit abhängig. Wenn der Energiebedarf auf aerobem Wege nicht mehr ausreichend abgedeckt werden kann, dann wird parallel auch Energie auf anaerobem Wege bereitgestellt. Schnell, aber nur kurzfristig kann so die ATP-Bildung stark erhöht werden.

Für kurzzeitige maximale sportliche Belastungen, zum Beispiel Kurzstreckenlauf, ist nahezu ausschließlich die anarerobe Energiebereitstellung von Bedeutung. Im Gegensatz zur aeroben Oxidation wird bei der anaeroben Laktat gebildet. Dieses Milchsäuresalz bewirkt einen Anstieg des Säuregrads im Gewebe und begrenzt damit gewissermaßen selbst diese Form der Energiegewinnung. Noch während der Belastung, hauptsächlich aber in der Erholungsphase, wird das Laktat oxidiert, beziehungsweise zu Glukose aufgebaut und wieder den Energiespeichern zugeführt.

Das Prinzip der Energienutzung in der Skelettmuskulatur ist nicht besonders effektiv. Ähnlich maschinellen Wirkungsgraden kann auch der Muskel nur einen Teil der Energie in Leistung umsetzen. Der andere Teil geht als

Wärme verloren oder wird zur Aufrechterhaltung einer bestimmten „Betriebstemperatur" beziehungsweise zur Kühlung des Systems benötigt. Das soll bis zu 75 % der vorhandenen Energiemenge ausmachen können, so dass nur etwa ein Viertel für die eigentliche zu erbringende Leistung verfügbar wäre (zit. bei [13]).

Die Skelettmuskulatur besteht nicht, wie man annehmen könnte, aus einer homogenen Masse gleichartiger Muskelfasern. Vielmehr lassen sich sowohl hinsichtlich Aufbau als auch Funktion zwei Grundtypen von Muskelfasern unterscheiden. Einige ihrer Eigenschaften sind in der Abbildung 6.4 dargestellt.

Merkmal	Fasertyp I	Fasertyp II
Farbe	rot, hoher Gehalt an Muskelfarbstoff (Myoglobin)	weißlich-blass, geringer Myoglobingehalt
Vorkommen (vorwiegend)	Stützmotorik, Ausdauermuskulatur mit starker Kapillarisierung	Zielmotorik Schnellkraftmuskulatur
Energieversorgung	vorwiegend aerob	vorwiegend anaerob
Laktatbildung	geringer	größer
Nervenversorgung	langsam leitende Motoneurone	schnell leitende Motoneurone
Kontraktionen	langsam, lang andauernd	schnell
Eignung	längere Belastungen	kurze Belastungen
Ermüdungsresistenz	groß	gering

Abb. 6.4 Einige Merkmale der Muskelfasertypen, zusammengestellt nach [24] und [5]

Ein einzelner Muskel hat immer Fasern beider Typen, allerdings ist der Anteil different. Auch ist der Energiebedarf der Muskelfasertypen unterschiedlich: Langsame (rote) Muskelfasern benötigen weniger Energie als schnelle (weiße). Auf Grund ihrer unterschiedlichen Eigenschaften haben die beiden Fasertypen auch eine mehr oder weniger große Bedeutung für einzelne Sportarten. Die roten Fasern sind prädestiniert für Ausdauersportarten, während der Reichtum an weißen Fasern den exzellenten Sprinter auszeichnet. Der rote oder weiße Anteil kann durch ausdauer- oder sprintorientiertes Training vergrößert oder verkleinert werden. Das Umwandlungspotential ist gewissermaßen durch Training abrufbar. Daneben scheint der Verteilungsgrad aber auch genetisch bestimmt zu sein [6].

So haben offensichtlich isolierende und umweltbedingte Faktoren zur Herausbildung einer Dominanz dieses oder jenes Fasertyps geführt (Ostafrikaner aus Äthiopien oder Kenia haben einen hohen Anteil an roten Fasern, Westafrikaner, schwarze karibische und US-amerikanische Bevölkerung mit westafrikanischem Ursprung einen hohen Anteil an weißen Fasern; bei der stark durchmischten europäischen Bevölkerung kommen beide Fasertypen etwa zu gleichen Teilen vor).

Wir alle kennen den Zustand der muskulären Ermüdung, der in mehr oder weniger großem Ausmaß nach beruflicher, körperlicher oder sportlicher Belastung auftritt. Die Vorgänge, die zur muskulären Ermüdung führen, sind uns oft nicht willkommen, da wir die Leistung gerne noch gesteigert hätten. Die Ermüdung hindert uns aber daran, sie schützt die Muskulatur vor Schäden durch eine weitere Belastung. Der Ermüdung liegen Veränderungen im Stoffwechsel der Muskelzellen und im neuromuskulären Bereich zu Grunde. Mit zunehmender Dauer der Muskelarbeit nehmen die Energiereserven stark ab. Die aerobe Oxidation ist für die Energiebereitstellung nicht mehr ausreichend und es muss auf die anaerobe Form zurückgegriffen werden, was – wie wir gesehen haben – zu einer leistungsbegrenzenden Übersäuerung des Muskels führt. In Abhängigkeit von der Muskelfaserart treten diese stoffwechselbedingten Ermüdungserscheinungen bei gleicher Belastung unterschiedlich schnell ein (siehe auch die Abbildungen 6.4 und 6.5). Bevor die Limitierung durch den Stoffwechsel wirksam wird, sind bereits neuro-muskuläre Mechanismen in gleicher Richtung tätig [31]. Bei starker Kontraktion der Muskulatur lässt die Erregbarkeit der α-Motoneuronen nach. Es treten Störungen im Zusammenspiel zwischen Muskelzelle und Innervation sowie eine reflektorische Hemmung letzterer auf.

Wie kann die Bereitstellung der Energie trainiert werden? Erinnern wir uns an das Prinzip der therapeutischen Adaptation, das in Kapitel 2 beschrieben wurde. Der Organismus strebt bei Störungen seines dynamischen Gleichgewichts, zum Beispiel durch äußere Reize, immer wieder den Ausgleich an. Er möchte in einen homöostatischen Zustand gelangen. Sportler

1. **Neuro-muskuläre Komponente**
   Nachlassen der Erregbarkeit der α-Motoneurone durch anhaltende Muskelkontraktion, Stoffwechselerschöpfung und zentrale Hemmung in Folge andauernder Afferentationen

2. **Muskelstoffwechsel-Komponente**
   Abnahme der Energiereserven
   Energiebereitstellung über aerobe Oxidation nicht mehr ausreichend
   Leistungsbegrenzung durch Laktatanreicherung

Abb. 6.5 Ursachen der Muskelermüdung

nutzen als äußeren Reiz sportartspezifische Trainingsmodelle als Belastungsformen, die darauf ausgerichtet sind, die aerobe oder die anaerobe Kapazität und damit die anforderungsgemäße Energiebereitstellung, wie sie in der jeweiligen Sportart benötigt wird, zu erreichen und zu verbessern.

Ein intensives Training bewirkt zunächst eine abbauende (katabole) Stoffwechselsituation, rein äußerlich an einer progressiven Abnahme der muskulären Leistung und beginnender Ermüdung erkennbar. An diese Phase schließt sich nach Trainingsende die Regeneration an, die von Erholung und Anpassung bestimmt wird. In ihr laufen diejenigen Stoffwechsel- und neuronalen Prozesse ab, die zu einer Anpassung des Organismus an ein höheres Leistungsniveau führen. Sie bewirken die erwünschte Leistungssteigerung über das Ausgangsniveau hinaus. Man bezeichnet diesen Effekt als „Superkompensation".

Unzureichende Erholung/Regeneration oder auch fehlerhafte Belastungsabfolge können über die in Training und Wettkampf auftretenden, gewissermaßen als normal anzusehenden muskulären Ermüdungserscheinungen hinausgehend zu einer zentralen Ermüdung beziehungsweise zum Übertrainingssyndrom führen(27). Diese Zustände sind in de Mare'es' wunderbarer „Sportphysiologie"(5) beschrieben, die als weiterführende Literatur nur zu empfehlen ist. Mit Bezug auf dieses Standardwerk soll hier in einer Zusammenstellung die Symptomatik dieser unerwünschten, leistungsmindernden Beanspruchungsreaktionen des Organismus wiedergegeben werden (Abbildung 6.6). Die Ursachen der zentralen Ermüdung sind noch nicht aufgeklärt. Wahrscheinlich werden in Folge starker muskulärer Beanspruchung und dadurch ausgelöster Afferentationen zentrale Hemmfunktionen wirksam, die sich summarisch in einer Minderung der psychophysischen Leistungsfähigkeit zeigen.

Zentrale Ermüdung

- Müdigkeit
- Beeinträchtigung von Muskelaktionen
- Störung von Sinnesfunktionen
- Nachlassen des Reaktions- und Konzentrationsvermögens

Übertrainingssyndrom

Sympathikotone Form	Parasympathikotone Form
Erhöhte Werte der Herz-Kreislauf-Parameter im Ruhezustand	Erniedrigte Werte der Herz-Kreislauf-Parameter im Ruhezustand
Psychophysische Schlafstörungen	Reduzierte Belastbarkeit, gesteigerte Ermüdungstendenz
Herabgesetzte Stresstoleranz	Verschlechterung des Koordinationsvermögens
Appetit- und Gewichtsabnahme	

Abb. 6.6 Symptomatik der zentralen Ermüdung und des Übertrainingszustands[5, 27]

Im Gegensatz zur muskulären beziehungsweise zentralen Ermüdung, die akute Ermüdungszustände charakterisieren, handelt es sich beim Übertrainingssyndrom um einen chronischen Ermüdungszustand, der durch das Autonome Nervensystem gesteuert wird. Man unterscheidet eine sympathikotone von der parasympathikotonen Form. Der jeweils dominante Teil des Autonomen Nervensystems (Sympathikus oder Parasympathikus) bestimmt die Symptomatik des Syndroms. Hauptmerkmal ist die chronische psychophysische Leistungsminderung. Die sympathikotone Form wird vorwiegend bei jungen, noch unerfahrenen Athleten, die parasympathikotone dagegen eher bei erfahrenen Ausdauersportlern gefunden[27].

Wie ist die Leistungsstimulation durch die Ganzkörperkälteanwendung zu erklären? Aus klinischen Beobachtungen und Untersuchungen ist bekannt, dass sie über ihre therapeutische Wirkung hinausgehend zu größerer Kraftentfaltung der Muskulatur führt, leistungsfördernd und seelisch ausgleichend, schlafregulierend und stimmungsaufhellend wirkt. In den vorausgegangenen Kapiteln wurde das ausführlich beschrieben. Je nach Ausgangssituation des Organismus – beziehungsweise einzelner Organsysteme – bezüglich des Abweichungsgrads vom dynamischen Gleichgewicht kann die eine oder andere Wirkkomponente der Ganzkörperkältetherapie im Vordergrund stehen. Beginnen wir mit ihrer metabolischen Wirkung, das heißt, ihrer Wirkung auf den Stoffwechsel, in diesem Fall den der Muskelzelle.

Nach vorausgegangener Ganzkörperkälteanwendung fällt, wie die grundlegenden Untersuchungen von W. Joch und S. Ückert[12] bestätigen, in der sportlichen Ausdauerbelastung weniger Laktat an als bei gleicher Belastung ohne vorherige Kälteapplikation. Die Ursachen für die Laktatanreicherung und deren Folgen haben wir bereits kennen gelernt. Ein niedrigerer Laktatspiegel bedeutet, dass der Muskel später oder in geringerem Maße auf die anaerobe Energiegewinnung zur Aufrechterhaltung der Leistung zurückgreifen muss und dass das leistungsbegrenzende Laktat in geringerem Maße zur Geltung kommt. Für diesen Mechanismus sprechen auch die verstärkte Muskeldurchblutung nach Kältereizung der Haut (die wahrscheinlich reflektorisch zustande kommt) und die damit verbundene bessere Sauerstoffversorgung der Muskulatur im Interesse der aeroben Energiegewinnung.

Die beschriebenen beiden Muskelfasertypen reagieren offensichtlich unterschiedlich auf Kältereizung der Haut. So sollen die roten Fasern (Typ I) bei Kälte stärker aktiviert werden als weiße (Typ II). Die Ganzkörperkälte beeinflusst wahrscheinlich auch die muskuläre Leistung auf dem Wege über die Muskelinnervation. So ist es denkbar, dass die beschriebene Erregbarkeitsabnahme der α-Motoneuronen beziehungsweise ihre reflektorische Hemmung durch starke Muskelbeanspruchung über eine verstärkte Kälteaktivierung von α-Motoneuronen ausgeglichen werden kann.

Für die Mobilisierung von Leistungsreserven bei Ausdauersportlern nach Ganzkörperkälteeinwirkung sprechen noch einige weitere Befunde, die weitgehend ebenfalls auf Untersuchungen von W. Joch und S. Ückert zurückgehen[12,20]. Sauerstoffverbrauch und Herzfrequenz steigen weniger stark an. Ermüdungserscheinungen treten später auf. Der Organismus scheint ökonomischer zu arbeiten. Es wird weniger Energie für die Abkühlung des Körpers benötigt, womit ein Energieplus für die sportliche Leistung zur Verfügung steht. Kälteeinwirkung mindert auch energiesparend das Schwitzen, was nicht nur Auswirkungen auf den Energiehaushalt hat, sondern auch für die Durchblutung der Muskulatur förderlich ist (starke Schweißabsonderung verschlechtert die Muskeldurchblutung).

Darüber hinaus – und das ist nicht minderer Bedeutung – ist die regenerative Wirkung der Ganzkörperkälteanwendung auch durch ihren Einfluss auf das retikuläre (zentrale) Aktivitätsniveau begründet (positive Stressverarbeitung, erholsamer Schlaf, Erregungsregulierung). Dieser Effekt ist unter anderem auch prophylaktisch zur Verhinderung zentraler Ermüdungserscheinungen und von Überforderungszuständen unterschiedlicher Ursache und Definition nutzbar. Die Abbildung 6.7 fasst die leistungssteigernden Wirkungen der Ganzkörperkälte zusammen.

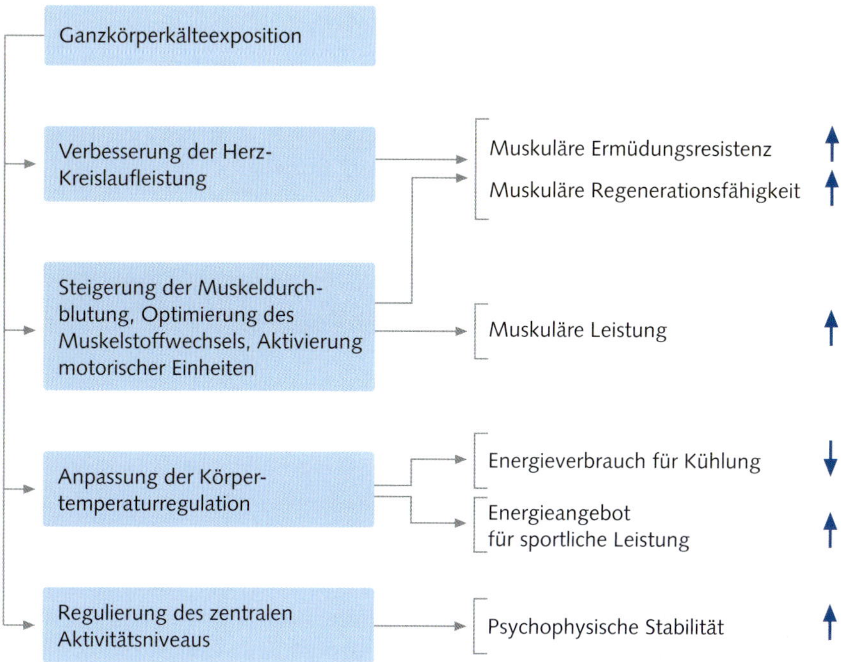

Abb. 6.7 Ganzkörperkälte und psychophysische Leistungssteigerung

Die häufige Infektanfälligkeit von Hochleistungssportlern – insbesondere im Ausdauerbereich – ist aus kältetherapeutischer Sicht von großem Interesse. Sie ist wahrscheinlich auf eine Störung im Immunsystem zurückzuführen, die durch die extrem hohe Muskelbeanspruchung ausgelöst wird. Die Störung besteht darin, dass Muskelzerfalls- oder Stoffwechselprodukte von Strukturen des Immunsystems als Antigene angesehen werden, und es wird die akute unspezifische Phase der Immunabwehr ausgelöst. Die zweite, spezifische Phase wird dagegen durch die Stresshormone, die in Folge der extremen sportlichen Belastung verstärkt ausgeschüttet werden, blockiert. Es ist anzunehmen, dass bei täglich hohen Trainingsanforderungen, besonders wenn keine ausreichende Erholung möglich ist, also bei häufiger Blockade der zweiten Phase, die Immunabwehr länger andauernd in ihrer Wirkung beeinträchtigt werden kann. Eine Rolle könnten dabei auch die ganz normalen Tagesschwankungen der Immunfunktionen spielen. So ist eine Potenzierung der Infektanfälligkeit denkbar, wenn die hohe körperliche Belastung zeitlich mit der in den Morgenstunden im Vergleich zu nachmittags reduzierten Abwehrbereitschaft des Immunsystems zusammenfällt. Die exakte wissenschaftliche Erklärung dieser Erscheinungen muss allerdings weiteren Untersuchungen vorbehalten bleiben. Ansätze dafür könnten in der Verbesserung der Muskeldurchblutung und der Regenerationsfähigkeit (Abbildung 6.8), aber auch in der Immunmodulation nach Ganzkörperkälteanwendung[9] zu finden sein.

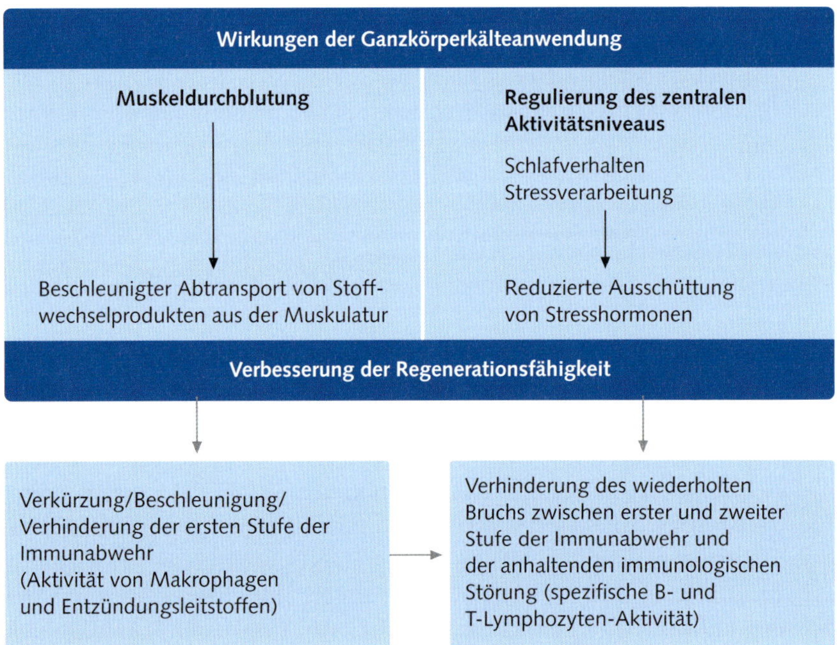

Abb. 6.8 Mögliche Ansätze der Ganzkörperkältetherapie bei Immunstörungen, die durch hohe psychophysische Beanspruchungen ausgelöst werden

6.3 Einbeziehung der Ganzkörperkälte in Training und Wettkampf

Abschließend sollen einige Gedanken zur konkreten Gestaltung der Kälteanwendung in Training und Wettkampf dargelegt werden. Die Forschungsergebnisse, auf die Bezug genommen werden konnte, sowie eigene Erfahrungen, die in Sportvereinen und Rehabilitationszentren für Hochleistungssportler gesammelt wurden, erlauben es, einige Vorschläge zu formulieren. Dabei wird ausschließlich der Leistungsaspekt berücksichtigt, nicht aber die Kälteapplikation bei Sportverletzungen, die schon ausführlich im Abschnitt 6.1 behandelt wurde.

Im Vordergrund stehen dabei die

- Regulierung des zentralen Aktivitätsniveaus,
- Verbesserung der motorischen und koordinativen Leistungen,
- Erhöhung des psychischen und motorischen Regenerationspotenzials,
- Ökonomisierung im Energiehaushalt und im Herz-Kreislaufsystem, sowie die
- Immunstabilisierung.

Diese leistungssteigernden Komponenten der Ganzkörperkältetherapie erlauben es, an ihre Verwendung in unterschiedlichen Sportarten zu denken, wie zum Beispiel

- leichtathletische Disziplinen, besonders Laufdisziplinen (Sprint bis Langstrecken),
- Wintersportdisziplinen,
- Radsport und Schwimmen, sowie
- Mannschaftssportarten.

Die Kälteanwendung sollte integraler Bestandteil des Trainings sein, das heißt, sie wird vor (Verbesserung der Muskeldurchblutung und der koordinativen Voraussetzungen, Ökonomisierungseffekte) und nach (schnellerer Abtransport der Stoffwechselendprodukte, Steigerung der Regenerationsfähigkeit, Innervationsregulierung) den Trainingseinheiten eingesetzt. Dabei ist an eine Langzeitanwendung zu denken, die einen systematisch gesteigerten Superkompensationseffekt zur Folge hat.

Das sogenannte „Precooling" – die Kältenutzung unmittelbar vor der sportlichen Leistung – wird schon vielfach angewendet und beabsichtigt eine unmittelbar wettkampfwirksame reflektorische Erhöhung der Muskeldurchblutung, eine Reduzierung der Schweißproduktion bei Absenkung der Hautoberflächentemperatur und eine aktuelle Leistungssteigerung im Herz-Kreislaufsystem.

Eine kontinuierliche Anwendung der Ganzkörperkälte als Trainingsbestandteil zeitigt gute Resultate hinsichtlich einer wettkampfadäquaten Regulation des zentralen Aktivitätsniveaus und des psychischen Regenerationspotenzials, gewissermaßen als Überforderungsprophylaxe.

Es stellt sich natürlich die Frage, in welcher Form und mit welchen technischen Mitteln die Ganzkörperkälte zweckmäßigerweise im Hochleistungssport angewendet werden sollte.

Nach gegenwärtigem Entwicklungsstand scheint eine Kombination von stationär und mobil einsetzbarer Kälte sinnvoll. Dabei ist der stationären Form (Kältekammer) der Vorrang in der Trainingsgestaltung und bei Möglichkeit auch vor und nach Wettkämpfen einzuräumen (erste Sportvereine verfügen bereits über entsprechende Voraussetzungen). Die mit Hilfe von Kälteanzügen und -westen, aber auch transportablen Kälteeinrichtungen applizierbare Kälte hat ihren Platz in der unmittelbaren Wettkampfvorbereitung und in den Wettkampfpausen (Mehrkämpfer, Zwischenwettkämpfe).

Die leistungssteigernden Nutzungsaspekte der Ganzkörperkälteanwendung wurden hier zwar vordergründig für den Hochleistungssport dargestellt, sie sind aber naturgemäß keinesfalls auf diesen Bereich zu beschränken. Vielmehr kann die Ganzkörperkälte selbstverständlich auch von all jenen Menschen genutzt werden, die an einer Optimierung ihrer psychophysischen Leistungsfähigkeit interessiert sind, zum Beispiel aus beruflichen oder freizeitsportlichen Gründen oder ganz einfach zur Erreichung eines dynamischen Gleichgewichts auf hohem, von Wohlbefinden geprägtem Leistungsniveau.

7. Ganzkörperkältetherapie und gleichzeitige Anwendung anderer Therapien

Therapien nach der Kausalität des Krankheitsgeschehens möglichst sinnvoll und komplex zu kombinieren, ist nicht etwa eine Erfindung der gegenwärtigen Ärztegeneration. Das Prinzip ist so alt, dass wir annehmen könnten, es wegen „Überalterung" nicht mehr beachten zu müssen, weil es etwa durch moderne, pharmazeutisch und technisch gestützte Verfahren ersetzt werden könnte.

Schon Asklepios (bei Homer ein thessalischer Arzt, geboren um 1260 v. Chr., später in der griechischen Mythologie Heil- und Arztgott) verband ganzheitlich orientierte Therapieformen miteinander und stellte Aktivität begünstigende Forderungen an die Kranken. Er verknüpfte somatische (körperliche) und psychologische Behandlungen miteinander. Im Interesse der Heilung forderte er die Beherrschung der Leidenschaften. Die Kranken sollten sich Dichterlesungen und Gesang anhören sowie sich körperlich durch Fechten, Reiten und Jagen ausreichend betätigen [(2)].

Die Frage nach der Anwendung der Ganzkörperkältetherapie in Verbindung mit anderen Therapien stellt sich in der Praxis schon deshalb immer wieder, weil wir als Konsumenten moderner medizinischer Diagnostik und Therapie gewohnt sind, zur wirksamen Behandlung einer Krankheit mehrere Therapien gleichzeitig in Anspruch zu nehmen. Wir versprechen uns davon in der Summe eine höhere Wirksamkeit und auch Synergieeffekte, sowie geringere (oder das völlige Ausbleiben von) Folgeschäden. Die berechtigten Erwartungen können mannigfaltig sein und ihre Erfüllung ist nicht immer einfach. Probleme entstehen häufig dann, wenn es in der Therapieabfolge zu Fehlern kommt, oder wenn durch unzureichende Aufklärung über das therapeutische Vorgehen und die Mitwirkungsmöglichkeiten des Patienten der Erfolg teilweise oder ganz ausbleibt. Das geschieht leider mitunter, wenn sich die Therapie auf passive Behandlungselemente beschränkt und aktive Komponenten nicht als essentiell erkannt werden. Es führt dann nahezu zwangsläufig zu einer folgenschweren Überbewertung des Potenzials passiv orientierter Behandlungsmethoden und mindert das unbedingt notwendige eigene Mitwirken zur Wiedererlangung oder Stabilisierung der Gesundheit.

Die Ganzkörperkältetherapie ist in der Regel in ein therapeutisches Gesamtkonzept einzuordnen. Mehrere Umstände sind dabei zu berücksichtigen. Zu diesen sind unter anderen zu rechnen: die relativ häufigen Mehrfacherkrankungen, besonders bei älteren Personen, die die gleichzeitige Behandlung unterschiedlicher Beschwerden mit verschiedensten (oft auch in Ansatz und Wirkungsmechanismus sehr differenten Methoden) erfordern, wobei mitunter noch bestimmte Prioritäten zu berücksichtigen sind:

- der Ersatz unerwünschter oder unverträglicher Therapien (besonders medikamentöser) durch Kälteanwendung
- die Wechselwirkungen mit anderen Therapien hinsichtlich Verträglichkeit, Wirkungsverstärkung/-abschwächung oder gar gegenseitigen Ausschlusses.

Diese Gründe können bei der Erarbeitung von Therapieplänen von Fall zu Fall eine sehr unterschiedliche Bedeutung haben und bedürfen deswegen der individuellen Beurteilung durch Patient und Arzt. Die Erfahrung zeigt, dass es gerade bei der Kombination von physikalischen Therapien untereinander (beziehungsweise einer Kombination mit bewegungstherapeutischen Elementen) von Belang ist, die einzelnen Therapien nach zeitlicher Abfolge und Intensität so aufeinander abzustimmen, dass der „Reiz-Reaktions-Adaptations"-Mechanismus gefördert und nicht etwa durch inadäquat gesetzte Reize gestört oder gar unterbrochen wird.

7.1 Ganzkörperkältetherapie und lokale Kälteanwendungen

Ein Kollege sagte einmal anlässlich der Inbetriebnahme einer Kältekammer in einem renommierten Berliner Krankenhaus in seinem Einführungsvortrag mit Blick auf die lange Entwicklung der Kältetherapie, dass mit den jetzt möglichen -110 ° Celsius „eine neue Dimension in der physikalischen Therapie" erreicht worden sei. In der Tat ist die vollzogene Entwicklung zumindest mit einem „kleinen Quantensprung" zu vergleichen, da sich die Ganzkörperkältetherapie hinsichtlich ihrer Wirkungsart von den bisher praktizierten Formen der Kältetherapie doch offensichtlich grundsätzlich unterscheidet.

Lokale Kälteanwendungen sind bei vielen entzündlichen und schmerzhaften Prozessen, auch bei erhöhtem Muskeltonus, ein willkommenes und wirksames therapeutisches Mittel. Kryogele, Eispackungen, kalte Bäder und Eislollys erfordern eine deutlich längere Einwirkungsdauer als Kältesprays oder Kaltluftanwendungen. Letztere kann man deshalb auch als lokale Kurzzeittherapien bezeichnen, die die in der Abbildung 7.1 genannten unerwünschten Folgen der lokalen Kälteapplikation nicht aufweisen. Die kurze Kaltluftanwendung – die entsprechenden Geräte stellen in der Regel

Lokale Kälteanwendungen	Ganzkörperkältetherapie
Lokal und segmental begrenzte Wirkung mit Reflexauslösung	Systemische, lokal und segmental nicht begrenzte Wirkung auf nerval-reflektorischer Basis
Lange Applikationsdauer (Eis 5–15, max. 15–20 Minuten, Wiederholung alle 1–2 Stunden)	Behandlungsdauer 2–3 Minuten
Schmerzlinderung 30–120 Minuten	Schmerzlinderung/-aufhebung nach einer Exposition bis zu 4 Stunden, Wirkdauer bis zu mehreren Monaten bei serieller Anwendung
Lähmung der Kaltsensoren in der Haut (Unterbindung der Rückkopplung zur Muskulatur)	Kurzfristige maximale Erhöhung der Entladungsfrequenz der Kaltsensoren nahezu in der gesamten Körperoberfläche, reflektorische Wirkung auf segmentalen Ebenen
Temperaturabsenkung tieferer Gewebeschichten (auch in der Muskulatur), lange Wiedererwärmungszeit	Absinken der Hautoberflächentemperatur auf 5–3 °C, kein Absinken der Temperatur in tieferen Gewebeschichten, kurze Wiedererwärmungszeit, sofort einsetzende reaktive Hyperämie in der gesamten Körperoberfläche
Verlangsamung von Muskelaktionen, verminderte Sauerstoffzufuhr und verminderter Abtransport von Stoffwechselprodukten	Verbesserung der Muskelaktivierung und -durchblutung und des Abtransports von Stoffwechselprodukten
Beeinträchtigung der Viskosität der Gelenkflüssigkeit und der Revaskularisierung nach Verletzungen/Operationen	Keine Beeinträchtigung der Viskosität und der Revaskularisierung
Möglichkeit von Gewebeschädigungen bei längerer und wiederholter Anwendung (Ödeme bei Eisapplikation)	Leichte lokale Erfrierungen möglich bei vorgeschädigter Haut oder bei Fehlverhalten während der Therapie
	Systemische Wirkungen im Herz-Kreislaufsystem und in der Temperaturregulation

Abb. 7.1 Eigenschaften von lokalen Langzeit- und Ganzkörperkälteanwendungen

Kaltluft von -30 ° Celsius zur Verfügung (siehe auch Anhang) bewirkt auch einen besseren therapeutischen Effekt als die Langzeitkältetherapien. Die Schmerzschwelle wird nicht nur schneller angehoben, sondern sie bleibt auch länger auf höherem Niveau. Das bedeutet, dass die Schmerzlinderung effektiver ist und auch länger (bis zu mehreren Stunden) anhält.

Die Anwendung beider Therapieformen – Ganzkörperkälte und lokale Kälte – in einem Behandlungszyklus, beziehungsweise die Verabreichung lokaler Kälte zwischen seriellen Ganzkörperkälteanwendungen kann besonders bei entzündlichen und degenerativen Gelenkerkrankungen sowie bei stumpfen traumatischen Gewebsläsionen und chronisch-entzündlich bedingten Beschwerden der Sehnenansätze von Vorteil sein. Wenn möglich sollte aber der lokalen Kurzzeittherapie mit Kaltluft die Präferenz eingeräumt werden, um die Nachteile der längeren lokalen Kälteeinwirkung zu umgehen.

7.2 Ganzkörperkältetherapie und Bewegungstherapie

Die Ganzkörperkältetherapie schafft durch ihre einzelnen Wirkungskomponenten (Schmerzlinderung, Entzündungshemmung, Muskeldetonisierung) gute Voraussetzungen für eine effektive Bewegungstherapie, besonders bei entzündlichen und degenerativen Gelenk- und Wirbelsäulenerkrankungen, bei der Fibromyalgie, nach stumpfen Gewebstraumen und auch bei spastischen Muskelerkrankungen.

Wie in der Abbildung 7.2 am Beispiel von Gelenkerkrankungen gezeigt, können in deren Folge ernsthafte sekundäre Gesundheitsstörungen beziehungsweise Erkrankungen mit wiederum negativen Rückwirkungen auf ihren Ursprung auftreten. Dieser fatale Kreislauf ist nicht zwangsläufig, er kann sehr wohl unterbrochen werden. Begünstigt wird er vor allem durch mangelnde oder fehlgesteuerte muskuläre Aktivität. Die Ganzkörperkälteanwendung dämmt den gelenkentzündlichen Prozess ein, reduziert (beziehungsweise beseitigt) damit die Schmerzen und gibt die Gelenke wieder frei, sie reguliert den Muskeltonus, hat eine förderliche – ökonomisierende – Wirkung auf das Herz-Kreislauf-System und übt Einfluss auf das zentrale Aktivitätsniveau aus. Diese in den Kapiteln 3 und 6 beschriebenen Wirkungskomponenten der Ganzkörperkältetherapie sollten in bewegungstherapeutischen Aktivitäten stets ihre Berücksichtigung finden.

Ein jeder von uns hat seine ganz persönlichen Erfahrungen im Umgang mit Schmerzen gemacht. Dabei mussten wir feststellen, dass die Schmerz-

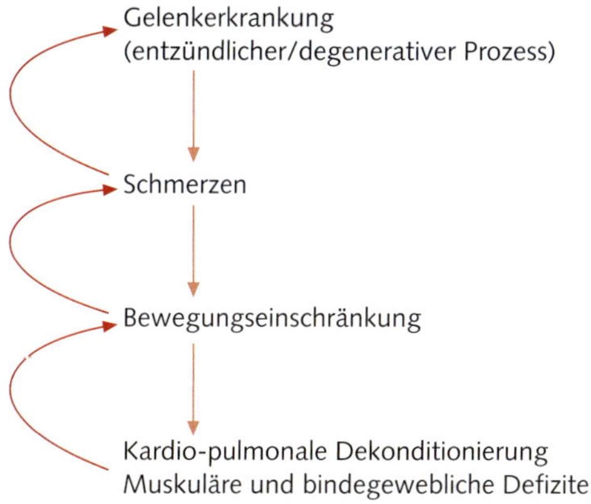

Abb. 7.2 Gelenkerkrankung als Ursache von sekundären Gesundheitsschäden und deren Rückwirkung

wahrnehmung erheblichen Schwankungen unterliegen kann. Die Ursache dafür ist nicht immer in der wechselnden Stärke der Schmerzreize in Abhängigkeit von der Krankheitsaktivität in der erkrankten Körperregion zu suchen. Die Schmerzwahrnehmung kann vielmehr auch durch psychische und muskuläre Inaktivität verstärkt und – im Gegensatz dazu – durch Aktivität verringert werden. Voraussetzung ist die Mobilisierung brachliegender Sinnesmodalitäten (das Gefühlserleben ist auf den Schmerz ausgerichtet) und unterforderter Muskelgruppen. Muskelaktionen haben einen von der motorischen Großhirnrinde ausgehenden Impulsstrom zur Voraussetzung. Diese absteigenden (efferenten) Erregungen haben die Eigenschaft, die Aktivität zentral gerichteter (afferenter) Schmerzbahnen zu hemmen. Bleibt dieser Effekt durch motorische Inaktivität aus, dann kann sich der Schmerz verstärken. Sport und Gymnastik dagegen, besonders wenn sie möglichst große Teile der Muskulatur erfassen, mindern den Schmerz effektiv, wirken also mit der Ganzkörperkältetherapie synergistisch.

Schmerzhafte Gelenkerkrankungen führen zur Hemmung motorischer Neurone und damit zur Störung des normalen Spannungs- und Entspannungswechsels besonders der gelenknahen Muskelgruppen. Kältereizung der Haut, also die Erregung der Kaltrezeptoren, fördert die Erregbarkeit dieser nozizeptiv gehemmten Motoneuronen. Die Willkürinnervation der betroffenen Muskeln wird verbessert.

Die positiven Wechselwirkungen zwischen Ganzkörperkältetherapie und muskulärer Aktivität schlechthin finden ihre Widerspiegelung bei der

Anwendung verschiedenster bewegungstherapeutischer Vorgehensweisen. Im Interesse einer optimalen Ausnutzung des therapeutischen Effekts der Ganzkörperkältetherapie sollte sie, wenn irgend möglich, sowohl mit einer allgemeinen Konditionierung (dynamische Sportarten wie Laufen, Gehen, Wandern, Ski- und Radwandern; voraussetzungsadäquates Kraft-, Ausdauer- und Kraftausdauertraining) als auch mit einer spezifischen, krankheitsorientierten Bewegungstherapie gekoppelt werden. Dazu können gehören:

- Lockerungs- und Entspannungsgymnastik,
- spezielle gymnastische Übungen bei Rheumatoider Arthritis, Morbus Bechterew, Arthrosen großer und kleiner Gelenke, degenerativen Wirbelsäulenerkrankungen sowie in der konservativen und postoperativen Behandlung von Gelenkverletzungen,
- die Atemgymnastik, besonders um der im Alter zunehmenden Starre des Brustkorbs zu begegnen,
- orthopädische und neurophysiologische Bewegungstherapie, sensomotorisches Training bei zentralen spastischen Lähmungen und
- Schulungen bei Koordinations- und Gleichgewichtsstörungen.

Immer geht es darum, Wirkungselemente der Ganzkörperkältetherapie als einer passiven physikalischen Therapie mit aktiven therapeutischen Komponenten zu verbinden.

Körperliche Aktivität, besonders das aerobe Ausdauertraining (es wird genügend Sauerstoff zugeführt, es besteht keine Atemnot), hat noch weitere positive Rückwirkungen, die zur Überwindung von Gesundheitsbeeinträchtigungen beitragen können. Reaktiv-depressive Zustände, die immer wieder bei chronischen Erkrankungen auftreten, können schneller überwunden werden, da vermehrt körpereigene Opioide ausgeschüttet werden. Auch Serotonin, dessen Mangel zu Stimmungsschwankungen führt, und wahrscheinlich bei der Entstehung des Fibromyalgiesyndroms eine Rolle spielt, wird vermehrt freigesetzt. Von ganz wesentlicher Bedeutung ist die durch sportliche Betätigung erreichte verbesserte Durchblutung des Gehirns. Das hat zur Folge, dass (auch im Alter) vermehrt Synapsen (Verbindungen zwischen den Hirnzellen) ausgebildet werden, das heißt, die Plastizität des Gehirns verbessert sich, dem schnellen Voranschreiten des Alterungsprozesses wird vorgebeugt. Eine andere positive Wirkung moderater – aerober – sportlicher Belastung ist ihr Einfluss auf den erhöhten arteriellen Blutdruck. Wie Untersuchungen belegen [(15)], kann ein erhöhter Blutdruck durch regelmäßiges, auf längere Zeit angelegtes Ausdauertraining ähnlich wie mit Medikamenten wirksam gesenkt werden. Ohne den Einsatz blutdrucksenkender Mittel sollte das Ausdauertraining aber nur bei Blutdruckwerten unter 160/100 mm Hg angewendet werden. Sowohl in diesem Fall als auch bei gleichzeitiger medikamentöser Behandlung des erhöhten Blutdrucks sollte die Trainingssteuerung unter ärztlicher Kontrolle erfolgen.

7.3 Ganzkörperkältetherapie und Wärmeanwendungen

Häufig werden im Zusammenhang mit der Ganzkörperkältetherapie folgende zwei Fragen gestellt: Warum sollte ich die Kältetherapie anwenden, wo ich mich doch an die Wärme gewöhnt habe und sie mir offensichtlich auch gut tut, und zweitens, wenn ich in die Kältetherapiekammer gehe, dürfen dann Wärmetherapien parallel erfolgen oder schaden sie gar?

Wärme- und Kälteanwendungen sind keine konkurrierenden physikalischen Therapien. Vielmehr hat jede von ihnen gut begründete Indikationsgebiete, die allerdings erkenntnisbedingt nicht als starr anzusehen sind. Es ist noch gar nicht so lange her, dass man das „Aufblühen der Gelenkentzündung" bei der Rheumatoiden Arthritis nach Auflegen warmer Packungen als „erwünschte Kurreaktion" bezeichnet hat. Heute weiß jeder Rheumatiker, wann Wärme und unter welchen Umständen Kälte den erkrankten Gelenken gut bekommt. Wenn die Erkrankung „ruht", können zur Förderung der Beweglichkeit der Gelenke und zur Verbesserung der Muskeldurchblutung durchaus lokale und auch Ganzkörper-Wärmeanwendungen angezeigt sein. Aktive entzündliche Prozesse in den Gelenken verlangen allerdings die Kältetherapie. Ähnlich verhält es sich bei den Arthrosen. Oft ist es notwendig – wie bei der Kältebehandlung der Fibromyalgie schon hervorgehoben – neben objektiven Parametern (z. B. Laborbefunde) die Befindlichkeit des Patienten und seine Therapieverträglichkeit zu berücksichtigen, um zu entscheiden, ob der einen oder anderen Therapie der Vorzug einzuräumen ist.

Man ist gut beraten, während der seriellen Ganzkörperkältetherapie Wärmeanwendungen zu meiden, mindestens aber die unmittelbare Aufeinanderfolge zu verhindern. Bei wohl begründeter Anwendung der Ganzkörperkältetherapie im Krankheitsfall – besonders bei Gelenk- und degenerativen Erkrankungen der Wirbelsäule, stumpfen Traumen, Muskelspastik, Schuppenflechte und Neurodermitis – sollte grundsätzlich keine Wärmetherapie (auch keine Saunagänge und Sonnenbäder) erfolgen. Anders verhält es sich, wenn die Ganzkörperkälte zur psychophysischen Leistungssteigerung, zur Regulierung des zentralen Aktivitätsniveaus beziehungsweise zur Verbesserung des Regulationsverhaltens im Herz-Kreislauf-System oder zur Stimulierung des Immunsystems (s.a. Kapitel 6) eingesetzt wird. Unter Umständen kann in diesen Fällen eine Kalt-Warm-Kombination durchaus sinnvoll sein. Aber auch in diesen Fällen sollte nicht planlos vorgegangen werden, vielmehr sollten Zielstellung und Abfolge exakt bestimmt sein. In vielen kältetherapeutischen Zentren gelten Sperrzeiten für die Wärmeanwendung vor und nach der Ganzkörperkältetherapie, die im Bereich von einer bis zu mehreren Stunden liegen. Sie können aber indikationsabhängig variieren.

Es sei nochmals daran erinnert: Beide physikalischen Therapien (Kälte- und Wärmeanwendungen) wirken nach dem Prinzip „Reiz-Reaktion-Adaptation". Die Reaktion des Organismus auf Wärme- beziehungsweise Kältereize ist unterschiedlich. Auch die angestrebten Adaptationen – als eine Folge der wiederholten Auslösung des Mechanismus „Reiz-Reaktion" – die den organischen oder funktionellen Regenerationsprozess einleiten sollen, können bei beiden Therapien unterschiedlich, ja sogar einander hinderlich sein.

Fazit: Nur unter bestimmten Umständen ist einer Kombination beider Therapien der Vorzug zu geben, in der Regel bezeichnet aber die Entscheidung für eine der beiden Therapien den richtigen Weg.

7.4 Ganzkörperkältetherapie und körperliche Belastung

Im Kapitel 6 (Ganzkörperkälteanwendung im Leistungssport) wurden die Zusammenhänge zwischen der Kälteeinwirkung auf die Haut und der psychophysischen Leistungssteigerung erörtert. Unter diesem Gesichtspunkt kann die Ganzkörperkältetherapie in Trainingsprogramme – Anwendung der Kälte unmittelbar vor und nach der körperlichen Belastung – beziehungsweise in die direkte Wettkampfvorbereitung einbezogen werden. Ziel ist es dabei, wie wir gesehen haben, mehr Energie für die muskuläre Leistung zur Verfügung zu stellen und weniger für den Kühlungsaufwand verwenden zu müssen, sowie das Regenerationspotential der an der Leistungserbringung beteiligten Zellen, Gewebe und Organe besser nutzen zu können. Der gesunde, (hoch-)trainierte, häufig jugendliche Organismus mit seinen geschulten Adaptationsvoraussetzungen ist in der Lage, diesen extremen physikalischen Reiz bei ausreichend häufiger Anwendung in ein Leistungsplus umzusetzen, wenn die trainingswissenschaftlichen Regeln dabei die ihnen gebührende Beachtung finden.

Anders liegen die Verhältnisse beim gesundheitsbeeinträchtigten Menschen. Die körperlichen Voraussetzungen zur reaktiven und adaptiven Reizverarbeitung sind weniger stark ausgeprägt. Das Regenerationspotential ist nicht so gut trainiert, was häufig aus einer krankheitsbedingten oder subjektiv geförderten muskulären – manchmal auch geistigen – Aktivitätsminderung oder -einschränkung resultiert. Andererseits sollte auch in diesem Fall die Ganzkörperkältetherapie zur Erhöhung des zentralen Aktivitätsniveaus im Interesse einer positiven Rückwirkung auf Schmerzen und Beweglichkeit genutzt werden.

Hieraus lassen sich die allgemeinen Regeln hinsichtlich des Ausmaßes der physischen Belastung und ihres sinnvollen zeitlichen Zusammenhangs mit der therapeutischen Kälteanwendung ableiten, die aber nicht die individuelle ärztliche Beurteilung ersetzen können.

Unmittelbar vor der Ganzkörperkältetherapie (s.a. Kapitel 8 – Therapieablauf) sollte keine gezielte körperliche Belastung erfolgen. Stark beanspruchende Belastungen (Kraft, Ausdauer, Kraftausdauer) sollten mindestens zwei Stunden zurückliegen. Bei guten körperlichen Voraussetzungen (muskulär, Temperatur- und Herz-Kreislauf-Regulation) spricht nach Wiedererwärmung und nach Erreichen der Ausgangswerte der Herz-Kreislauf-Parameter kaum etwas gegen die moderate altersgerechte sportliche Belastung. Bei Vorliegen von Einschränkungen ist allerdings die indikationsspezifische Bewegungstherapie nach der Kälteeinwirkung als ausreichend anzusehen. Mit zunehmender Dauer der Kältetherapie und positivem Behandlungsergebnis können dann weitere sportliche Elemente in das Bewegungsprogramm aufgenommen werden.

7.5 Ganzkörperkältetherapie und medikamentöse Therapie

In der Praxis der Ganzkörperkältetherapie tritt natürlich immer wieder die Frage auf, ob denn nun die „wenig geliebten" (weil mit Nebenwirkungen ausgestatteten) Medikamente abgesetzt werden können. Mitunter wird auch eigenmächtig – ohne Konsultation des Arztes – vorgegangen und die wirksame medikamentöse Therapie schon mit Beginn der Ganzkörperkältetherapie beendet. Dem liegt häufig die irrige Meinung zu Grunde, die Ganzkörperkältetherapie könne bereits mit ihrem Beginn andere Therapien völlig ersetzen. Hieraus können aber durchaus Zustandsverschlechterungen des Krankheitsbilds resultieren, die dann fälschlicherweise als kältetherapeutisches Versagen gedeutet werden. Auch in diesem Zusammenhang muss auf das oben noch einmal betonte Wirkprinzip der Ganzkörperkältetherapie hingewiesen werden: Ungeachtet ihrer Sofortwirkung (Schmerzlinderung/-aufhebung) benötigt sie Zeit zur Entfaltung einer Langzeitwirkung. Wenn nun aber zu Beginn einer seriellen Kälteanwendung zum Beispiel schmerz- und entzündungshemmende Mittel abgesetzt werden, dann entsteht ein „therapeutisches Vakuum" und die Beschwerden nehmen – als Ausdruck einer Aktivitätsbelebung des Krankheitsprozesses – zwangsläufig zu. Ein teilweiser oder gar vollständiger Verzicht auf die hoch wirksamen Medikamente kann erst gegen Ende einer auch nach dem Umfang indikationsgerechten Kältebehandlung in Betracht gezogen werden und das nur in Absprache mit dem behandelnden Arzt. Das ist auch deswegen von Bedeutung, weil der Arzt beurteilen muss, ob die einzelnen Wirkungskomponenten der in Frage gestellten Medikamente wirklich vollständig durch die Ganzkörperkältetherapie abgedeckt werden können. Vordergründig ist das bei entzündlich- und degenerativ-rheumatischen Erkrankungen, bei der Fibromyalgie, aber auch bei den mit Kälte behandelbaren Hauterkrankungen von Bedeutung. Dagegen sollten Schlafmittel oder Schmerztabletten, zum Beispiel beim medikamenteninduzierten Kopfschmerz, nach den geltenden Regeln (ärztliche Kontrolle!) abgesetzt werden. Auf gar keinen Fall darf die Medikation von Herzmitteln und blutdrucksenkenden Medikamenten unterbrochen werden. Ihre Überwachung ist aber auch insofern von Bedeutung, als dass mit zunehmender therapeutischer Kältewirkung eine Verbesserung der Mobilität eintritt und damit eine Änderung des Belastungsverhaltens möglich wird.

7.6 Ganzkörperkältetherapie und weitere Heilverfahren

Vielfach kann auch mit anderen Verfahren der physikalischen Medizin eine Unterstützung des kältetherapeutischen Effekts erzielt werden. Einige dieser synergistischen Wirkungen sollen hier in aller Kürze erwähnt werden.

Massagen und einige Elektrotherapien sind der Kältewirkung förderlich, da sie die Muskeldurchblutung verbessern, schmerzlindernd wirken, Muskelverspannungen lösen und den Muskelstoffwechsel positiv beeinflussen. Massagen greifen außerdem, wie auch die Ganzkörperkältetherapie, regulierend in das Autonome Nervensystem und in das gestörte Schlafverhalten ein. Die Anwendung von Elektrotherapien mit hoher lokaler Wärmetiefenwirkung (Hochfrequenztherapien/Kurzwelle) im kältetherapeutischen Effektbereich ist dagegen wenig sinnvoll. Ähnliches trifft für die Ultraschalltherapie zu. Sie entfaltet an biologischen Grenzflächen (Knorpel, Knochen) eine starke

Wärmewirkung, die z.B. bei entzündlichen Gelenkprozessen unerwünscht ist. Allerdings unterstützt sie durch Schmerzlinderung, Muskelentspannung und Durchblutungssteigerung in der Muskulatur die Wirkung der Ganzkörperkältetherapie.

Kohlendioxidtherapien unterschiedlichster Darreichungsformen und die Ganzkörperkältetherapie haben zwar sehr differente Indikationsspektren, aber therapiewirksame Gemeinsamkeiten. Soweit die speziellen Indikationen eine Kombination beider Therapien nicht ausschließen, sind gegenseitige Wirkungsverstärkungen – vegetative Regulation, Ökonomisierung von Herz-Kreislauf-Funktionen, Verbesserung des psychophysischen Regenerationspotenzials, Schmerzlinderung – möglich. Kohlendioxidanwendungen wirken auf die Thermorezeption, das heißt, das Kalt-Warmempfinden kann sich vorübergehend verändern. Zwischen beiden Therapien sollte deshalb eine angemessene Zeitspanne von ein bis zwei Stunden liegen.

Unter Umständen ist bei der Kombination der Ganzkörperkältetherapie mit anderen physikalischen Therapien durchaus kritische Zurückhaltung angebracht, da sie, wie beschrieben, ein relativ breites Indikationsspektrum abzudecken vermag. Reizüberlagerungen und zu kurze Regenerationszeiten nach stark beanspruchenden Therapien können, besonders im fortgeschrittenen Alter, ansonsten zu Überforderungszuständen führen, wie sie manchmal im gut gemeinten intensiven Kurregime auftreten und sich dann in Unruhe, Schlafstörungen und körperlicher Überforderung äußern.

Für die Langzeitwirkung der Ganzkörperkältetherapie ist ihre Verbindung mit ganzheitlich orientierten Heilverfahren, wie zum Beispiel mit einer F. X. Mayr-Kur und ähnlichen, vorteilhaft. Sie schaffen günstige Voraussetzungen für die Vorbeugung vielfältiger organischer Leiden, wirken therapieunterstützend bei Erkrankungen des Stütz- und Halteapparats, fördern Regeneration und Stressverarbeitung, beseitigen vegetative Störungen und mindern die Neigung zu Kopfschmerzen.

8. Therapieablauf

Obwohl sich der Ablauf der Ganzkörperkältetherapie relativ einfach darstellt, ist es doch notwendig, einige Hinweise beziehungsweise Regeln zu beachten, damit die Kälte ihre optimale therapeutische Wirkung entfalten kann. Verhaltensregeln für die Kälteanwendung unter leistungssportlichen Aspekten werden hier nicht beschrieben (mehr dazu im Kapitel 6 – Ganzkörperkälteanwendung im Leistungssport).

Die Indikation für die Ganzkörperkältetherapie wird vom behandelnden Arzt gestellt. Nachdem Sie sich anhand der in den jeweiligen Einrichtungen vorhandenen Informationsmaterialien mit der Therapie vertraut gemacht und einen anamnestischen Fragebogen ausgefüllt haben, wird der Arzt das Vorhandensein von Gegenindikationen ausschließen und mit Ihnen Umfang und Ablauf der Therapie besprechen. Spätestens zu diesem Zeitpunkt sollten Sie sich aktiv in das Geschehen einbringen, indem Sie mithelfen, das für Sie realistische Behandlungsziel zu formulieren. Es bewahrheitet sich immer wieder, dass dieser Schritt eine ganz wesentliche Voraussetzung für die Mobilisierung der Selbstheilungskräfte und damit für eine erfolgreiche Therapie darstellt. Bei der Beschreibung der einzelnen Indikationen für die Ganzkörperkältetherapie wurde immer wieder darauf aufmerksam gemacht, wie wichtig es ist, diese passive physikalische Therapie mit aktiven therapeutischen Elementen zu verbinden. Legen Sie besonderen Wert darauf, dass die für Sie bereitgehaltenen Bewegungsprogramme der Spezifik Ihres Krankheitsbilds ausreichend Rechnung tragen.

Nehmen Sie sich vor, die Ganzkörperkältetherapie nicht als eine lästige Anwendung, sondern als eine willkommene und angenehme Bereicherung Ihres Behandlungsspektrums zu betrachten. Diese Auffassung werden Sie nach einigen Kammergängen bestätigt finden.

Zu einigen praktischen Erfordernissen Ihrer persönlichen Vorbereitung: Unmittelbar vor der Kältetherapie sind körperliche Belastungen und Wärmeanwendungen zu vermeiden (s.a. Kapitel 7 – Ganzkörperkältetherapie und gleichzeitige Anwendung anderer Therapien). Planen Sie genügend Zeit ein, damit der Weg zur Kältetherapiekammer in angemessener Ruhe zurückgelegt werden kann und auch noch die Möglichkeit besteht, sich einige Minuten sitzend auszuruhen.

Versuchen Sie bei eventuell aufkommender innerer Unruhe vor der ersten Therapie möglichst ablenkende Gespräche mit anderen Patienten oder mit dem Therapeuten zu führen. Überzeugen Sie sich von den Sicherheitsvorkehrungen und schauen Sie sich das Verhalten der „alten Hasen" bei der Vorbereitung und in der Kältetherapiekammer an. Mit diesem kleinen autosuggestiven Programm, das Sie nach Ermessen und Erfordernis erweitern können, sorgen Sie dafür, dass sich das Herz-Kreislaufsystem und Ihr Erregungsniveau in einer Ruhelage befinden und ein antizipatorischer Blutdruckanstieg vermieden wird. Außerdem verhindern Sie so die mit Erregungszuständen zwangsläufig verbundene verstärkte Schweißabsonderung, die für die Kältetherapie nicht wünschenswert ist.

Zur Therapie selbst werden handelsübliche Badebekleidung, Akren- und Atemschutz sowie festes Schuhwerk getragen. Haut und Kopfhaar müssen trocken sein. Es dürfen keine Cremes, Lotionen oder Ähnliches aufgetragen sein. Kontaktlinsen, Brillen, Hörgeräte und alle Schmuckgegenstände müssen entfernt werden.

Die aktuellen Blutdruckwerte vor der Therapie dürfen 160/90 mm Hg nicht übersteigen. Nach Verlassen der Kältekammer ist der Blutdruck in der Regel etwas angestiegen, reguliert sich aber innerhalb weniger Minuten wieder auf den Ausgangswert.

Die Therapie wird in kleinen Gruppen (zwei bis drei Personen) durchgeführt. Je nach Kammerkonstruktion sind der eigentlichen Therapiekammer ein oder zwei Schleusenkammern mit Temperaturen von -10 °C und -60 °C vorgeschaltet (Näheres bei den technischen Erläuterungen im Anhang). In diesen Kammern hält man sich nur etwa zehn Sekunden auf, um dann die Therapiekammer zu betreten. Hier beträgt die Aufenthaltsdauer bei Temperaturen zwischen -110 °C und -100 °C zwei bis drei Minuten. Die Luft in der Therapiekammer ist feuchtigkeitsfrei, ein Grund dafür, dass selbst diese extrem niedrige Temperatur nicht als unangenehm empfunden wird. Die Luft ist aber auch durch die Kälte stark verdichtet und dehnt sich infolgedessen beim Einatmen durch die Erwärmung aus. Um ein Druckgefühl im Brustkorb zu vermeiden, sollte beim ersten Kammergang auf flaches Einatmen und leicht betontes Ausatmen geachtet werden. Da die Atmung zentral nach Bedarf gesteuert wird, stellen sich binnen kurzem der für die gegebenen Bedingungen erforderliche Atemrhythmus und auch die Atemtiefe ein.

In der Kältetherapiekammer bewegt man sich im Kreise ohne in überhastete Bewegungsabläufe zu verfallen. Zu schnelle Bewegungen, besonders der Arme, können zu einer übermäßig starken konvektionellen Wärmeabgabe dieser Körperteile führen und dadurch eine potenzielle Erfrierungsgefahr der betreffenden Hautareale darstellen. In der Kältekammer dürfen keine Gegenstände mit der ungeschützten Haut berührt werden.

Während des Kammeraufenthalts besteht ständiger Sicht- und Gegensprechkontakt zum Therapeuten, der gegebenenfalls notwendige Verhaltenskorrekturen veranlasst und die aktuelle Aufenthaltsdauer übermittelt. Die Kammer kann aber zu jedem Zeitpunkt der Therapie verlassen werden.

Bei eventueller Neigung zu klaustrophobischen Reaktionen, die gelegentlich vorkommen und die zu Therapiebedenken seitens des Patienten oder auch des Arztes führen können, sollte nicht von vornherein auf die Kältetherapie verzichtet werden. Die Erfahrung zeigt, dass dieser Zustand in den meisten Fällen mit Hilfe eines verhaltenstherapeutisch geschulten Begleiters sehr schnell überwunden werden kann. Einige Kammergänge in einer solchen Begleitung reichen in der Regel aus, um das Problem einer generellen Lösung zuzuführen.

Gehbehinderte Patienten müssen von umgangserfahrenen Personen begleitet werden, desgleichen Kinder.

Gegen Ende der Kälteeinwirkung – beziehungsweise nach Verlassen der Kältekammer – setzt die reaktive Hyperämie in der Haut ein. Durch diesen vermehrten Blutrückstrom ist die Haut kräftig gerötet, das relative Wärmegefühl vermittelt Wohlbefinden. Nach kurzer Zeit nimmt die Haut wieder das gewohnte Kolorit an. Abweichungen von dieser physiologischen Reaktion der Haut auf den Kältereiz sollten dem Therapeuten mitgeteilt werden. Persistierende Hautrötungen, die äußerst selten und lokal begrenzt auftreten können, müssen vor weiterer direkter Kälteeinwirkung geschützt werden. Bläschenbildung, sowie generelle, das heißt, nicht lokal begrenzte Reaktionen der Haut und jedwede andere Reaktionen des Organismus auf die Kälteeinwirkung müssen dem behandelnden Arzt vorgestellt werden. Gleiches gilt für zwischenzeitlich auftretende akute Erkrankungen. Sie erfordern in der Regel eine Unterbrechung der Kältetherapie.

Infekte der oberen Luftwege sind ursächlich nicht mit der Kältetherapie begründbar. Teils haben sie schon vor Beginn der Ganzkörperkältetherapie latent bestanden, beziehungsweise die Erkrankungsursache ist auf einer anderen Ebene zu suchen.

Wenn die Wiedererwärmung des Körpers trotz unverzüglichen Ankleidens nach erfolgter Therapie mit Verzögerung eintritt, dann sollte die Aufenthaltsdauer in der Kältetherapiekammer in Absprache mit dem Arzt/Therapeuten etwas verkürzt werden.

Eine Behandlungsserie sollte nicht unterbrochen werden. Ist das doch einmal unumgänglich und beträgt die Unterbrechung nur wenige Tage, dann ist in der Fortsetzung die ursprünglich geplante Anzahl der Kammeraufenthalte anzustreben. Eine längere Unterbrechung erfordert allerdings, dass die Therapie neu begonnen wird.

9. Literaturverzeichnis, weiterführende Literatur und Bildnachweis

Literatur

1. **Apkarian, A.V. et al.** : *Chronic back pain is associated with decreased prefrontal and thalamic gray matter density.* J. Neurosciences 2004; 24: 10410–10415. Referiert in: Deutsches Ärzteblatt C, Jg. 101, H. 51–52, 2004
2. **Baissette, G.**: *Die Medizin bei den Griechen.* In: Toellner, R. Illustrierte Geschichte der Medizin, Bd. 1, S. 194. Deutsche Ausgabe Andreas & Andreas, Verlagsbuchhandlung, Salzburg, 1990
3. **Benkenstein, Bianka**: *Die Ganzkörperkältetherapie der Rheumatoiden Arthritis bei Patienten mit hoher entzündlicher Krankheitsaktivität.* Inaugural-Dissertation, Ernst-Moritz-Arndt-Universität Greifswald, 2001
4. **Cordes, J. C. (Hrsg.)**: *Physiotherapie.* VEB Verlag Volk und Gesundheit, Berlin 1978, 2. Auflage
5. **de Mare'es, H. (Bearb.: Heck. H., Bartmus, U.)**: *Sportphysiologie.* Verlag SPORT und BUCH Strauß, Köln, 2003, 9. Auflage, S. 176–180
6. **Dickhut, H.-H., zit. bei Schmidt, W.**: *Noch höher, noch schneller, noch weiter?* (Hintergrund), Schweriner Volkszeitung, 7./8.8.2004
7. **Engel, P. et al.**: *Lungenfunktion und Ganzkörperkältebehandlung bei Patienten mit chronischer Polyarthritis.* Vorträge Kryotherapeutische Symposien, 1985–2000
8. **Fricke, R.**: *Lokale Kryotherapie und Ganzkörperkältetherapie bei -110 °C.* Vortrag Deutsche Kälte-Klima-Tagung, Nürnberg, 1993
9. **Fricke, R. et al.**: *Ganzkörperkältetherapie bei -100 °C.* Hormonelle Auswirkung – Immunmodulation. Vorträge Kryotherapeutische Symposien, 1985–2000
10. **Hajak, G., Rüther, E.**: *Insomnie.* Springer-Verlag, Berlin, Heidelberg, New York, 1995
11. **Joch, W., Fricke, R., Ückert, S.**: *Zum Einfluss von Kälte auf die sportliche Leistung.* Leistungssport, 2002(32)2, S. 11–15
12. **Joch, W., Ückert, S.**: *Ausdauerleistung nach Kälteapplikation.* Leistungssport, 2003(33)2, S. 17–22
13. **Joch, W., Ückert, S.**: *Auswirkungen der Ganzkörperkälte von -110 ° Celsius auf die Herzfrequenz bei Ausdauerbelastungen und in Ruhe.* Physikalische Medizin, Rehabilitationsmedizin, Kurortmedizin 2004(14)3, S. 146–150

14. **Kapferer, R. (Hrsg.):** *Die Werke des Hippokrates.* Bd. 1(VIII/94), Anger-Verlag Eick, Anger, 1995

15. **Ketelhut, R. G.:** *Körperliche Aktivität zur Behandlung des arteriellen Hochdrucks.* Deutsches Ärzteblatt C, Jg. 101, 50, S. 2744–2749

16. **Kneipp, Sebastian:** *Meine Wasser-Kur.* Verlag der Jos. Kösel'schen Buchhandlung, Kempten, 1899, 66. Auflage

17. **Knüsel, O.:** *Kryo-, Wärme- und Elektrotherapie.* In: Engelhardt, M., Hintermann, B., Segesser, B. (Hrsg.): GOTS-Manual Sporttraumatologie, Verl. Hans Huber, Bern, Göttingen, Toronto, Seattle, 1997, S. 133–135

18. **Köck. R.:** *Therapieeffekt bei rheumatischen Erkrankungen, Blutdruckverhalten, Herzfrequenz u. Hauttemperatur unter einer Ganzkörperkältetherapie -110 °C bzw. -80 °C.* Inaugural-Dissertation, Westfälische Wilhelms-Universität, Münster, 2000

19. **Konsensus-Statement zur Fibromyalgie.** Füssen, Oktober 1995

20. **Lee, D.T., Maymes, E. M.:** *Exercise duration and thermoregulatory responses after whole body precooling.* J. Appl. Physiol. 79(1995), 1971–1976. Zit. bei: Joch, W., Ückert, S.: Ausdauerleistung nach Kälteapplikation. Leistungssport, 2003(33)2, S. 17–22

21. **Menger, W.:** *Klimatherapie an Nord- und Ostsee.* Gustav Fischer Verlag, Jena, 1997

22. **Mitchell, J. B. et al.:** *The effect of preexercise cooling on high intensity running performance in the heat.* Int. J. Sports Med. 24(2003), S. 118–124

23. **Novak, N., Bieber, Th.:** *Pathophysiologie der atopischen Dermatitis.* Deutsches Ärzteblatt C, Jg. 101, H. 3, S. 92–100

24. **Pieper, K.-S., Schmidt, D.:** *Zelluläres Niveau der Anpassungsvorgänge des Stütz- und Bewegungsapparates.* In: Findeisen, D.G.R. et al. (Hrsg.): Grundlagen der Sportmedizin. Johann Ambrosius Barth, Leipzig, 1980, S. 16–35

25. **Platen, M.:** *Die Neue Heilmethode (Neubearbeitung).* Deutsches Verlagshaus Bong u. Co., Berlin, Leipzig, Wien, Stuttgart, 1907, 1. Bd.

26. **Rögener, W.:** *Chromosom Nr. 6 ist entziffert.* Schweriner Volkszeitung, 23.10.2003

27. **Scharschmidt, F.:** *Ermüdung und Erholung.* In: Findeisen, D.G.R. et al. (Hrsg.): Grundlagen der Sportmedizin. Johann Ambrosius Barth, Leipzig, 1980, S. 236–251

28. **Schmidt, K. L. et al. (Hrsg.):** *Lehrbuch der Physikalischen Medizin und Rehabilitation.* Gustav Fischer Verlag, Stuttgart, Jena, New York, 1995, 6. Auflage

29. **Schnitzer, W., Schöps, P.:** *Thermo-, Hydro- und Kryotherapie.* In: Schmidt, K. L. et al. (Hrsg.): Lehrbuch der Physikalischen Medizin und Rehabilitation. Gustav Fischer Verlag, Stuttgart, Jena, New York, 1995, 6. Auflage, S. 106–135

30. **Stratz, T. et al.:** *Indikationen zur Ganzkörperkältetherapie in der Rheumatologie.* Therapiewoche Schweiz 10 (1994), S. 528–533

31. **Thorhauer, H.-A. et al. (Hrsg.):** *Muskel-Ermüdung. Forschungsansätze in der Trainingswissenschaft.* Verlag SPORT und BUCH Strauß, 2001, 1. Auflage, S. 7–14

32. **Wolff, E.:** *Ganzkörper-Kältetherapie bei degenerativ-rheumatischen Erkrankungen, insbesondere bei der Osteoarthrose.* Erstes Österreichisches Symposium Ganzkörperkältetherapie. Grundlagen und Anwendungsgebiete. 15./16.11.2002, Bad Häring

33. **Yamauchi, T.:** *Whole body Cryotherapy is a method of extreme cold -175 °C treatment initially used for Rheumatoid Arthritis.* Z. phys. Med. Balneol. Med. Klimatol. 15 (1986), S. 311

34. **Zylka-Menhorn, V.:** *Kompetenznetzwerke. Eine Struktur gewinnt allmählich Inhalte.* Deutsches Ärzteblatt C, Jg. 99, 1–2, S. 17–18, 2002

Anmerkung

Auf Quellenangaben wurde dann verzichtet, wenn es sich bei den dargestellten Fakten und Zusammenhängen um medizinisches Grundlagenwissen handelt.

Weiterführende Literatur

de Mare'es, H. (Bearb.: Heck, H., Bartmus, U.): *Sportphysiologie.* Verlag SPORT und BUCH Strauß, Köln, 2003, 9. Auflage

Simonton, O. C., Simonton, St. M., Creighton, J. C.: *Wieder gesund werden.* Rowohlt Taschenbuch Verlag, Reinbeck, 1993

Bildnachweis

Abb. 1.1 - Platen, M.: *Die Neue Heilmethode (Neubearbeitung).* Deutsches Verlagshaus Bong u. Co., Berlin, Leipzig, Wien, Stuttgart, 1907. 1. Bd.

Abb. 1.2, 11.1, 11.2. 11.3 – Archiv der Fa. Zimmer Elektromedizin, Neu-Ulm

10. Glossar

Achillodynie – Fersenschmerz

Achillotendinitis – Achillessehnenentzündung

Adaptation – Anpassung

Adenosintriphosphat – organische Phosphatverbindung, fungiert im Stoffwechsel als Energiespeicher, bei Spaltung dieser Verbindung wird Energie freigesetzt

Adoleszenz – jugendliches Alter (zwischen Pubertät und Erwachsenenalter)

Aerobe Kapazität – auf den Energiestoffwechsel bezogen; die unter aeroben (d.h. Sauerstoff verbrauchenden) Oxidationsbedingungen rekrutierbare Energie

Ia-Fasern – afferente (s.a.d.) Nervenfasern, die von den Muskelspindeln (s.d.) zum Rückenmark verlaufen, so genannte Muskelspindelafferenzen

Afferent – zum Zentralen Nervensystem führend

Akren – Enden/Spitzen von Fingern und Zehen; Vorsprünge am Körper (Ohren, Kinn, Nase)

Algetisch – schmerzhaft

Allergisch – überempfindlich, Ausdruck einer gestörten Immunreaktion

Alteration – hier im Sinne einer schädigenden Einwirkung, einer krankhaften Veränderung

Aminosäuren – Eiweißbausteine

Anabol – aufbauend

Anaerobe Kapazität – auf den Energiestoffwechsel bezogen; die unter anaeroben (d.h. keinen Sauerstoff verbrauchenden) Oxidationsbedingungen rekrutierbare Energie

Analgesie – aufgehobene Schmerzempfindung, -wahrnehmung

Analgetisch – Eigenschaften von Substanzen und Methoden Schmerzfreiheit zu erzielen

Anämie – Blutarmut

Anatomisch – auf den normalen Körperbau bezogen

Aδ-Nervenfasern – polymodale Nervenfasern, die aus der Haut kommen und der Temperatur- und Schmerzempfindung dienen (leiten Erregungen, die aus unterschiedlichen Reizqualitäten resultieren)

Anfallsleiden – hier als Anfälle bei Hirnfunktionsstörungen zu verstehen, z.B. Epilepsie, epileptischer Anfall

Angina pectoris – anfallsweise in der Herzgegend auftretender Schmerz, der durch ein Missverhältnis von Sauerstoffangebot und -bedarf des Herzmuskels ausgelöst wird; Vernichtungsgefühl, Schmerzausstrahlung; Beschwerden treten bei körperlicher Belastung auf

Antizipatorisch – vorweggenommen, vorausschauend

Applikation – Anwendung, Verabfolgung einer Therapie oder eines Medikaments

Arthrose – degenerativ-rheumatische Erkrankung der Gelenke (Verschleißerkrankung), primär durch Schädigung des Gelenkknorpels bedingt

Assoziations- und Koordinationsvermögen – Verbindung von Vorstellungen und Körperbewegungen

Asthma bronchiale – chronisch-entzündliche Atemwegserkrankung; anfallsweiser Verschluss der Atemwege; Überreaktion des Bronchialsystems; allergisches/nichtallergisches Asthma und weitere Formen, z.B. Belastungsasthma

Atemmuskulatur – Muskeln, die am Atemvorgang aktiv beteiligt sind

Ätiologie – Krankheitsursache, Lehre von den Krankheitsursachen

Atopische Dermatitis – chronisch-entzündliche Hauterkrankung, durch innere und äußere Faktoren ausgelöst und unterhalten; Hauptsymptome sind Entzündungszeichen der Haut und starker Juckreiz, wird den atopischen Erkrankungen (s.d.) zugerechnet

Atopische Erkrankungen – Erkrankungen auf der Basis von Störungen im immunologischen Regulationssystem; Erblichkeitsfaktor (Atopische Dermatitis, Asthma bronchiale, Heuschnupfen, allergische Bindehautentzündung)

Atrophie – Abbau von Körpergewebe

Autoaggression – s. Autoimmunerkrankung

Autogenes Training – autosuggestive Methode zur körperlichen und psychischen Entspannung

Autoimmunerkrankung – Die Antikörper des Immunsystems (Eiweißmoleküle, Immunglobuline) besitzen normalerweise eine Immuntoleranz gegenüber körpereigenem Gewebe (Prägung). Sie werden nur gegenüber körperfremden Antigenen, die sich z.B. auf Bakterien befinden, aktiv. Bei Autoimmunerkrankungen liegt eine Störung bzw. Aufhebung dieser Toleranz vor und es werden körpereigene Strukturen in Mitleidenschaft gezogen.

Autonomes (vegetatives) Nervensystem – autonom (selbstständig, unabhängig) arbeitender Teil des Nervensystems, durch den die lebenswichtigen Funktionen gesteuert werden. Zusammen mit den endokrinen Systemen (s.a. Endokrinium) schafft es Voraussetzungen und Bedingungen für die unwillkürlichen (autonomen) Organfunktionen. Es besteht aus den Teilsystemen Sympathikus und Parasympathikus, manchmal wird auch die autonome Darminnervation als dritter Teil angeführt.

Basalganglien – Hirnkerne, gehören zu den motorischen Zentren im Zentralen Nervensystem; im End- und Zwischenhirn gelegen (s. Menschliches Gehirn)

Basophile Granulozyten – weiße Blutzellen, beteiligt an der Abwehr von Infektionen, Bildung von Histamin (s.d.). Basophil – Bezeichnung nach dem Färbeverfahren, mit dem diese Zellen mikroskopisch sichtbar gemacht werden

Beanspruchung – Reaktion des Organismus auf eine Belastung/Anforderung

Belastung – körperliche/psychische Anforderung

Bewegungsprogramme – angeborene oder erlernte, zentral gesteuerte Muster für muskuläre Aktionen (im Gegensatz zur spinalen Motorik, s.d.)

Bewegungs- und Halteapparat – zusammenfassender Begriff für Muskeln, Knochen, Gelenke und Bänder hinsichtlich ihrer Funktion in Bezug auf einen Körperteil, ein Organ oder auf den gesamten Organismus

Blutdruck – Druck, der in den Blutgefäßen (arterieller und venöser Teil) herrscht, allgemein als Bezeichnung für den Druck im arteriellen Bereich gebräuchlich

Bluthochdruck – allgemein als Bezeichnung für den über den festgelegten Grenzwert erhöhten arteriellen Blutdruck gebräuchlich (s. Hypertonie)

Botenstoffe – Mediatoren, Vermittler-/Überträgersubstanzen, z.B. bei Entzündungen (Entzündungsmediatoren, s.d.) oder im Nervensystem (Neurotransmitter, s.d.)

Bradykinin – Entzündungsmediator (s.d.), erhöht die Durchlässigkeit der Blutgefäße bei Entzündungen

Bronchodilatation – Erweiterung verengter Bronchien (Verzweigungen als Fortsetzung der Luftröhre in der Lunge)

Brücke – Teil des Hirnstamms, Verbindungselement zwischen Groß- und Kleinhirn; enthält u.a. Kerngebiete einiger Hirnnerven

Chronifizierung – schleichender Übergang vom akuten Zustand in einen andauernd krankhaften (chronischen) Prozess

Chronische Insomnie – chronische Schlafstörung, Merkmale sind: Ein- und Durchschlafprobleme; der Schlaf ist nicht erholsam; die Störung hält mindestens einen Monat an und tritt mindestens dreimal in der Woche auf. Tagesmüdigkeit; die Schlafstörung dauert an, obwohl die eigentlichen Ursachen nicht mehr vorhanden sind

Chronischer Schmerz – trotz Behandlung länger als 6 Monate andauernder Schmerz, zusätzlich typisches Schmerzverhalten sowie organische, funktionelle, emotionale und soziale Beeinträchtigungen; Verlust der Signal-/Schutzfunktion des akuten Schmerzes; organische Grundlage sind Sensibilisierungsprozesse im Zentralen Nervensystem (Rückenmark und Gehirn)

Chronische Schlafstörung – s. chronische Insomnie

Clusterkopfschmerz – plötzlich (nachts) einsetzende einseitige und seitenkonstante Kopfschmerzattacken im Augen- und Stirnbereich bis zu drei Stunden Dauer

C-Nervenfasern – polymodale (leiten Erregungen, die aus unterschiedlichen Reizqualitäten resultieren) Nervenfasern (vorwiegend Afferenzen der Haut – s. Afferent) für die Schmerzempfindung

Colitis ulcerosa – chronisch-entzündliche Erkrankung des Dickdarms bisher unbekannter Ursache; wahrscheinlich Entstehung durch Freisetzung von Entzündungsstoffen

Degenerativ-rheumatische Gelenkerkrankungen – Sammelbegriff für rheumatische Erkrankungen, die ihre Ursache in Abnutzungserscheinungen des Gelenkknorpels haben (im Gegensatz zu entzündlich-rheumatischen Erkrankungen, s.d.), s. Arthrose

Desensibilisierung – Aufhebung einer Sensibilisierung (s. Sensibilisierung)

Efferent – vom Zentralen Nervensystem wegführend

Eigenreflektorische α-Antriebe – Reflexbogen zwischen Muskelspindel (s.d.), Rückenmark und Muskelzelle (s. Muskelfaser), der eine unwillkürliche Muskelaktion auslöst

Einschlafzeit – Zeit zwischen Wachsein und Beginn des Non-REM 2 Schlafs (s.d.)

Empirie – auf der Grundlage von Erfahrungen gewonnenes Wissen

Endhirn – s. Großhirn

Endogen – durch innere körperliche/seelische Ursache entstanden

Endokrinium, endokrin – Sammelbegriff für die hormonproduzierenden und ins Blut abgebenden Organe (endokrine Organe) und deren Steuerung durch übergeordnete Zentren; schafft zusammen mit dem Autonomen Nervensystem (s.d.) Voraussetzungen und Bedingungen für die unwillkürlichen Organfunktionen

Endorphine – s. Neuropeptide

Entspannungsverfahren, -techniken – Methoden, mit deren Anwendung der Erregungszustand reguliert werden kann; s. Autogenes Training, Progressive Muskelentspannung

Entzündlich-rheumatische Erkrankungen – Sammelbegriff für rheumatische Erkrankungen, denen als Ursache Autoimmunprozesse zugrunde liegen (Rheumatoide Arthritis, Morbus Bechterew); im Gegensatz zu degenerativ-rheumatischen Erkrankungen (s.d.)

Entzündungsmediatoren – Botenstoffe, die im Ablauf einer Entzündung Steuerungsfunktionen erfüllen: Bradykinine, Prostaglandine, Substanz P, Histamin (s.d.)

Enzyme – auch Fermente; Eiweißverbindungen, Bio-Katalysatoren; ermöglichen biochemische Reaktionen

Epicondylitis humeri – Entzündung im Bereich eines Vorsprungs am unteren – meist seitlichen – Ende des Oberarmknochens

Epicondylus – Knochenvorsprung

Evolution – Entwicklung

Exogen – durch äußere Ursachen herbeigeführt

Extrakorporal – außerhalb des Organs/Körpers

Extrinsisch – s. exogen

Exzitatorisch – erregend

Fettsäuren – wichtige biologische Bausteine und Energielieferanten des Organismus

Fibromyalgie – Faser-Muskel-Schmerz, auch Fibromyalgie-Syndrom, Weichteilrheumatismus; wahrscheinlich Stress- und Schmerzverarbeitungsstörung; Hauptmerkmal: Weichteilschmerzen (Muskeln, Sehnen, Bänder) am „ganzen Körper“; vielfältige weitere, oft in der Intensität schwankende Symptome; Diagnostik anhand der „tender points“ (s.d.), einer charakteristischen Schmerzlokalisation und zusätzlicher Symptome; Ursache noch nicht ausreichend geklärt

Formatio reticularis – Hirnstruktur, erstreckt sich vom Hirnstamm aufwärts bis zum Thalamus (s.d.), Bezeichnung nach netzartigem Verlauf der Nervenfasern in diesem Hirnbereich, Verbindungen zu nahezu allen Hirnregionen; reguliert die Aktivitätslage im Nervensystem (Bewusstseinszustand, Schlaf-Wachrhythmus und andere Aktivitätsrhythmen, Spannungszustand der Muskulatur, Modulation auf- und absteigender nervaler Informationen); s.a. Menschliches Gehirn, Zentrales Aktivitätsniveau

Fremdreflektorische γ-Antriebe – Afferenzen (s. afferent), z.B. für Temperatur- und Schmerzempfindungen aus der Haut, die in die γ-Innervation der Muskulatur eingespeist werden (s. γ-Motoneuronen)

F. X. Mayr-Kur – vom österreichischen Arzt Dr. Franz Xaver Mayr (1875–1965) entwickeltes ganzheitliches Diagnose- und Therapieverfahren; Hauptbestandteile: Schonung (diätetische Regeneration des Verdauungssystems), Säuberung des Verdauungstrakts und manuelle Bauchbehandlung sowie Schulung (Kau- und Esstraining, Regulierung der Trinkgewohnheiten, gesunde Ernährung)

GABA – Gamma-Aminobuttersäure, wichtiger Neurotransmitter (s.d.) im zentralen Nervensystem mit hemmender Wirkung, Schmerzlinderung

Ganzkörperkältetherapie (GKKT) – passive physikalische Kurzzeittherapie (Adaptationstherapie), bei der die ungeschützte Körperoberfläche (nur Atem- und Akrenschutz) für zwei bis drei Minuten einer Umgebungstemperatur von unter -100 ° Celsius ausgesetzt wird; die Hautoberflächentemperatur sinkt dabei auf etwa +5 ° Celsius ab; es werden nerval-reflektorische Mechanismen ausgelöst, die eine systemische Wirkung erzeugen; Hauptwirkungskomponenten sind: Schmerzlinderung, Entzündungshemmung, Muskeldetonisierung sowie zentrale (Aktivitätsniveau) und ökonomisierende (Kreislauf) Effekte

Gefäßtonisierung – Erhöhung des Spannungszustands von Blutgefäßen

Gegenirritation – Gegenreizung, z.B. therapeutische Reizung von Rezeptoren (s.d.) durch sog. Gegenirritationsverfahren, um eine Sensibilisierung von Nervenzellen, wie sie bei chronischen Schmerzen vorkommt (s. Schmerzgedächtnis), zu löschen

Gewebsmastzelle – Zelle, die zur Produktion und Freisetzung von Entzündungsstoffen (s.a. Entzündungsmediatoren) befähigt ist

Gichtanfall – akute, äußerst schmerzhafte Entzündung eines Gelenks; wird durch Ausfällung von Harnsäure in kristalliner Form und durch die folgende zelluläre Reaktion hervorgerufen

Gichtarthritis – akute oder chronische Gelenkentzündung bei der Stoffwechselerkrankung Gicht

Gleichgewichtsstörungen – Schwindelerscheinungen infolge gestörter Balance zwischen den Sinnesinformationen aus Gleichgewichtsorgan, Auge und Tiefensensibilität (s.d.)

Glukokortikoide – Hormone, die in der Nebennierenrinde produziert werden; therapeutisch: u.a. Entzündungshemmung und Immunsuppression (Unterdrückung, Reduzierung von Immunreaktionen)

Glukose – Traubenzucker, Kohlenhydrat, Energielieferant; kann als Glykogen in Muskel und Leber gespeichert werden; wird direkt oder nach Abspaltung aus Glykogen schrittweise enzymatisch (s. Enzyme) durch aerobe oder anaerobe Oxidation (s.d.) abgebaut, wobei Adenosintriphosphat (s.d.) gebildet wird, aus welchem Energie u.a. für die Muskelzelle zur Verfügung gestellt wird

Glutamat – Neurotransmitter (s.d.) im Zentralen Nervensystem, wirkt erregend auf Folgeneuron (s. Neuron); hat Bedeutung für Sensibilisierungsvorgänge im Zentralen Nervensystem (s.a. Chronischer Schmerz)

Glykogen – tierische Stärke, Glukosespeicher

Großhirn – auch Endhirn; in der Entwicklungsgeschichte jüngster Teil des Gehirns, überdeckt alle anderen Hirnstrukturen im Schädel, Sitz der höheren Hirnfunktionen, wie z.B. Bewusstsein und Gedächtnis

Großhirnrinde – Kortex, Deckschicht des gesamten Großhirns, Unterteilung nach

Funktionen in motorische (Steuerung der Muskulatur), sensorische (Verarbeitung von Sinnesinformationen) und assoziative (Funktionsverbindungen zwischen motorischen und sensorischen Feldern, Denkleistungen) Rindenfelder (s.a. Menschliches Gehirn)

Habituation – Gewöhnung, Abnahme einer Reaktion auf einen Reiz

Harnsäure – Stoffwechselendprodukt (Purinstoffwechsel, s.d.), Anreicherung der Harnsäure im Blut führt zur Gicht

Herz-Kreislaufregulation – durch den Einfluss zentraler (Zentrales Nervensystem) und peripherer Mechanismen den Anforderungen gerecht werdende Steuerung der Blutverteilung im Körper

Hinterhornneurone – in den so genannten Hinterhörnern gelegene Nervenzellen (im Querschnitt des Rückenmarks zeichnet sich die graue Substanz – Anhäufung von Zellkörpern der Neurone, s.d. – in der Mitte um den Zentralkanal gelegen in Schmetterlingsform ab, mit jeweils einem Vorder- und einem Hinterhorn auf jeder Seite)

Hirnstamm – Hirnregion, die sich nach oben an das Rückenmark anschließt; auf- und absteigende Nervenbahnen passieren den Hirnstamm; enthält wichtige Zentren (Herz-Kreislauf- und Atmungsregulation), Teile der Formatio reticularis (s.d.)

Histamin – Gewebshormon, Bildung in Gewebsmastzellen und basophilen Granulozyten (s.d.), Entzündungsmediator (s.d.), vermehrt bei allergischen Reaktionen

Homöostase – regulative Fähigkeit eines biologischen Systems, das dynamische Gleichgewicht zu erreichen und zu erhalten

Hormonelle Systeme – s. Endokrinium

Humoral – Wirkung über Körperflüssigkeiten, nichtzellulär

Humorale Entzündungsreaktion – Freisetzung von Entzündungsmediatoren (Botenstoffen), die den entzündlichen Prozess „vor Ort" steuern; zu ihnen gehören die Substanzen Histamin, Bradykinin, Prostaglandine, Substanz P (s.a.d.); bei primär-chronischen Entzündungen, z.B. Rheumatoider Arthritis, wird die Entzündung durch eine autoaggressive Immunreaktion bewirkt

Humorale Immunkomponenten – nichtzelluläre Bestandteile des Immunsystems; sind an der unspezifischen (Zytokine, s.d.) und spezifischen (Antikörper, Produktion durch Plasmazellen, die aus B-Lymphozyten hervorgehen, s.a. Autoimmunerkrankung) Immunabwehr beteiligt

Hyperämie – erhöhtes Blutangebot in einzelnen Geweben oder Organen bei unterschiedlicher Ursache, z.B. reaktiv auf einen Reiz oder als Erfordernis (Mehrdurchblutung des Muskels bei Arbeit)

Hyperhidrosis – starke (krankhafte) Schweißbildung

Hypertonie, arterielle – Kreislauferkrankung, bei der im arteriellen Teil des Blutkreislaufs ein über eine festgelegte Norm hinausgehender Druck herrscht (Grenzwert 140/90 mm Hg)

Hypothalamus – Teil des Zwischenhirns mit Beteiligung an vielfältigen zentralen Steuerfunktionen, die über das Autonome Nervensystem (s.d.) und über Hormone wahrgenommen werden (u.a. Kreislauf, Nahrungsaufnahme, Körpertemperatur, Sexualität; s.a. Menschliches Gehirn)

Hypotonie, arterielle – niedrige Druckwerte im arteriellen Teil des Blutkreislaufs, bei denen es zu Mangeldurchblutungszuständen im Gehirn mit entsprechenden Symptomen wie Sehstörungen oder Schwindel kommt; es gibt keinen festgelegten Grenzwert, wie z.B. bei der arteriellen Hypertonie

Immobilisation – Ruhigstellung

Immunmodulation – therapeutisch herbeigeführte Funktionsänderung im Immunsystem

Immunsuppression – therapeutisch herbeigeführte oder krankheitsbedingte Unterdrückung von Immunreaktionen

Immunsystem (IS) – funktioneller Verbund von Organen und Geweben, durch deren Zusammenwirken letztendlich in den Organismus eingedrungene Krankheitserreger vernichtet oder schädigende Faktoren beseitigt werden können; zum IS werden gerechnet: Knochenmark, Milz, Thymus, Lymphknoten, Teile des Darms sowie die immunaktiven Zellen und Substanzen in anderen Körpergeweben. Die einzelnen Funktionen des IS sind an Zellen bzw. humorale Faktoren gebunden; unterschieden wird die unspezifische von der spezifischen Immunabwehr, die jeweils in zelluläre und nicht zelluläre (humorale) Komponenten unterteilt werden (s.a. Zelluläre/Humorale Immunkomponenten).

Immunzellen – s. Zelluläre Immunkomponenten

Indikation – Anzeige, dass die Anwendung einer bestimmten Behandlungsmethode geboten ist

Infantile Zerebralparese – vor, während oder kurz nach der Geburt eingetretene Schädigung des Zentralen Nervensystems mit chronischen Bewegungs- und Haltungsstörungen

Inhibitorisch – hemmend

Innervation – Nervenversorgung von Geweben und Organen

Instabile Angina pectoris – s. Angina pectoris; Beschwerden treten auch in Ruhe und bei geringer körperlicher Belastung auf; die Schmerzen nehmen an Stärke und Dauer zu

Integrität (der Haut) – unverletzter Zustand (der Haut)

Interneuron – s. Zwischenneuron

Intrakorporal – im Innern des Organs/Körpers

Intrinsisch – s. Endogen

Irradiation – Ausbreitung, Ausstrahlung; Einbeziehung weiterer Nervenzellen oder Segmente des Rückenmarks in den Erregungszustand

Ischämische Herzkrankheit – auch koronare Herzkrankheit; Sammelbegriff für Herzerkrankungen (Herzinfarkt, Angina pectoris, s.d.), bei denen eine Mangeldurchblutung des Herzmuskels vorliegt

Kälteallergie – allergisches Zustandsbild, das durch Kälteeinwirkung ausgelöst wird; Symptome u.a. Nesselausschlag, lokale Ödeme, Atembeschwerden

Kapillargebiet – auch Kapillarbett; Gewebebereich, der von feinsten Blutgefäßen (Kapillaren) durchzogen wird; Übergang vom arteriellen zum venösen Teil des Blutgefäßsystems; über die Kapillaren erfolgt der Stoffaustausch im Gewebe

Katabol – abbauend

Keratinozyten – Hornzellen; Zellen der Oberhaut (Epidermis), produzieren das Keratin (Hornstoff), Schutzstoff der Haut

Klaustrophobie – Furcht vor (kleinen) geschlossenen Räumen

Kleinhirn – s.a. Menschliches Gehirn; zusammen mit dem Großhirn Steuerung der Motorik (Muskelspannung); Bewegungskoordination, Gleichgewichtssteuerung (zusammen mit dem Gleichgewichtsorgan und der Tiefensensibilität)

Kollagenosen – Autoimmunerkrankungen des Bindegewebes, zu denen auch einige rheumatische Erkrankungen gerechnet werden

Knorpelzellen – in das Knorpelgewebe eingelagerte Zellen, die die Knorpelsubstanz bilden

Konditionierung, klassische, operante – Aufbau eines Verhaltens auf bestimmte Reize; klassische: ein neutraler Reiz löst nach einem Lernvorgang (Aufbau einer Ereignisbeziehung) immer die gleiche biologische Reaktion aus; operante: Verstärkung oder Abschwächung (Löschung) eines Verhaltensmusters durch positive oder negative Konsequenzen

Konduktion, Wärmekonduktion – Wärmetransport über das Körpergewebe (innere Organe, Muskeln, Bindegewebe usw.)

Kontraindikation, absolute, relative – Gegenanzeige; Befunde, die eine bestimmte Therapie nicht erlauben; absolute: Anwendung unter keinen Umständen; relative: unter Abwägung individueller Umstände Anwendung gegebenenfalls möglich

Kontusion – stumpfe Verletzung eines Organs, Prellung

Konvektion, Wärmekonvektion – Wärmetransport über das Blut/den Blutkreislauf

Koordinationsvermögen, motorisches – Fähigkeit der Gesamtheit der Muskulatur bzw. zusammen agierender Muskeln oder Muskelgruppen, Bewegungen und Körperposition sinnvoll und gezielt aufeinander abzustimmen; Steuerung durch das Zentrale Nervensystem

Kreatinphosphat (KP) – Energiespeicher der Muskulatur

Kryotherapie – Kältetherapie

Kutiviszerale Reflexe – den Rückenmarksegmenten können bestimmte Hautareale zugeordnet werden, bei deren mechanischer oder thermischer Reizung über Querverbindungen zwischen dem Rückenmark und dem Autonomen Nervensystem (das die inneren Organe versorgt) eine therapeutische Reizantwort (Reflex) aus den betreffenden Organen ausgelöst wird

Laktat – Salz der Milchsäure; es wird bei der anaeroben Oxidation (s.d.) gebildet; hohe Laktatkonzentration im Blut führt zu Übersäuerung und Ermüdung der Muskelzelle

Limbisches System – neuronale Funktionseinheit, die sich über Groß-, Zwischen- und Mittelhirn erstreckt; vielfältige Verbindungen zu anderen Hirnregionen; Funktionen u.a.: Emotionen, Triebregulation, Aggressionsverhalten, Sexualität, Einfluss auf vegetative Funktionen und auf Hormonsysteme; s.a. Menschliches Gehirn

Makrophagen – große Fresszellen; Aktivierung zur Vernichtung von Bakterien, Viren und toten Partikeln (Fremdkörper, Zelltrümmer) erfolgt über die T- und B-Zellen des Immunsystems; stimulieren T-Helferzellen (s.u. Zelluläre Immunkomponenten) zur Ausschüttung von Mediatoren

Maligner Tumor – bösartige Geschwulst

Mediatoren – s. Botenstoffe

Medikamenteninduzierter Kopfschmerz – durch chronische Einnahme vorwiegend von Schmerzmitteln entstandener dumpfer, den ganzen Kopf erfassender Schmerz, der sich bei Absetzen des Medikaments noch verstärkt; das Absetzen des Medikaments (unter ärztlicher Kontrolle) ist aber Voraussetzung für eine erfolgreiche Therapie

Menschliches Gehirn – Säulensymbolik zur Veranschaulichung der Lage einiger Hirnregionen und Funktionszentren (Erläuterungen unter dem jeweiligen Stichwort):

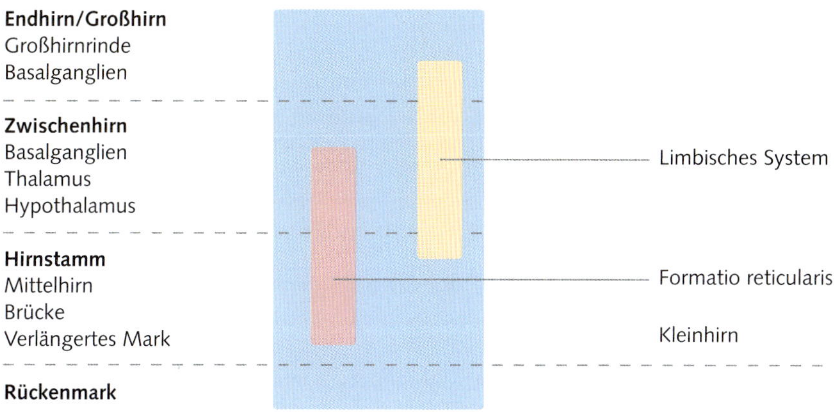

Migräne – einseitiger, pulsierender, äußerst starker Kopfschmerz mit Seitenwechsel, Verstärkung bei körperlicher Belastung, Dauer bis zu drei Tagen, Licht- und Lärmempfindlichkeit, Übelkeit; mit Aura (Anfangssymptome als neurologische Ausfälle); Ursache wahrscheinlich (über den Trigeminusnerv ausgelöste) neurogene Entzündung mit Erweiterung der Hirnhautgefäße und Plasmaaustritt aus den Gefäßen; Erregung von Schmerzrezeptoren

Mittelhirn – Teil des Hirnstamms zwischen dem Zwischenhirn und der Brücke (s.d.), von Bedeutung für den Informationsfluss zwischen tiefer und höher gelegenen Hirnanteilen, Schaltzentrum für Reflexbewegungen

Morbus Bechterew – Spondylitis ankylosans (v. Bechterew, 1857–1927, Neurologe, Petersburg); chronisch-entzündliche rheumatische Erkrankung vorwiegend der Wirbelsäule, aber auch andere Gelenke und Organe können betroffen sein

Morbus Crohn – chronisch-entzündliche Erkrankung des Dünn- und Dickdarms bisher unbekannter Ursache; Entstehung wahrscheinlich durch Störung im Immunsystem

Motoneuron – motorisches Neuron; Nervenzelle, die Muskelfasern innerviert

α-Motoneuronen – s.a. Motoneuron; Nervenzellen, über die die Muskulatur auf direktem Wege aus den motorischen Zentren des Zentralen Nervensystems erregt wird; immer Koaktivierung zusammen mit den γ-Motoneuronen (s.d.)

γ-Motoneuronen – s.a. Motoneuron; Nervenzellen, die der Erregung der Muskulatur durch motorische Zentren des Zentralen Nervensystems dienen, wobei die Erregungsleitung nicht direkt zur Muskelzelle (wie bei den α-Motoneuronen) erfolgt, sondern über die Muskelspindeln (s.d.); γ- und α-Motoneurone werden immer gleichzeitig aktiviert

Motorik – Gesamtheit der Bewegungsvorgänge der Skelettmuskulatur, die durch die zentrale Steuerung unter Einbeziehung der Sensorik (s. Sensoren) und der spinalen motorischen Reflexe (s.a. Spinale Motorik) zustande kommt

Motorische Einheit – anatomische und funktionelle Einheit, bestehend aus einer Gruppe von Muskelfasern und der sie innervierenden Nervenzelle (Motoneuron, s.d.)

Motorischer Kortex – Teil der Großhirnrinde (s.d.), s.a. Menschliches Gehirn

Motorische Zentren – im Hirnstamm, in der Großhirnrinde und im Kleinhirn paarig angelegte neuronale Einheiten, die motorische Steuerungsfunktionen besitzen

Multiple Sklerose – Autoimmun-/Entmarkungserkrankung des Zentralen Nervensystems mit wechselnder Krankheitsintensität; Verlauf in Schüben oder chronisch fortschreitend; Symptomatik: spastische Lähmungen, Blasen-/Darmfunktionsstörungen, Missempfindungen, Sprach- und Sehstörungen, chronische Schmerzen, Nervenlähmungen

Multimorbidität – gleichzeitiges Vorhandensein mehrerer Erkrankungen bei einer Person

Muskeldetonisierung – Herabsetzung des Spannungszustands der Skelettmuskulatur

Muskelfaser – quergestreifte Muskelfaser der Skelettmuskulatur; vielkernige Muskelzelle, Länge bis zu 15 cm

Muskelspindeln – Rezeptoren der Skelettmuskulatur, die auf Dehnung reagieren; Teil eines Reflexbogens, über den nach Dehnungsreizung der Spindeln eine Kontraktion der dazugehörenden Muskulatur ausgelöst wird

Muskuläre Dysbalancen – durch innere (Erkrankungen) oder äußere (Unfälle) Einflüsse gestörtes Funktionsgleichgewicht zwischen Muskeln/Muskelgruppen, das zu Fehlbelastungen mit Einschränkungen der muskulären Leistungsfähigkeit und sekundären Schäden (an den Gelenken) führen kann

Muskulo-skelettaler Schmerz – Schmerz (in der Regel chronisch) im Bereich von Muskulatur und Skelettsystem

Myofibrillen – Kontraktionselemente der Muskelfaser

Myoglobin – roter Muskelfarbstoff, Eiweißkörper; über das Myoglobin wird der Muskel mit Sauerstoff versorgt

Nerval-humoral – auf dem Weg über Nerven und Gewebsflüssigkeit; häufig aber verwendet zur Charakterisierung der Steuerung eines biologischen Vorgangs, die über Nerven und Hormone erfolgt

Nerval-reflektorisch – unwillkürliche Reaktion (von Zellen/Organen) auf eine neurogene Erregung

Nervenfaser – Axon mit Umhüllung (s.a. Neuron)

Neuralgie – Schmerzen im Versorgungsgebiet eines Nervs

Neurodermitis – s. Atopische Dermatitis

Neurogen – über das Nervensystem ausgelöst

Neuro-humoral – s. Nerval-humoral

Neuro-muskulär – die Funktionseinheit zwischen dem Muskel und seiner Nervenversorgung betreffend

Neuron – Nervenzelle, bestehend aus Zellkörper, Dendriten (Fortsätze des Zellkörpers, die dem Eingang von nervalen Erregungen in die Nervenzelle dienen) und dem Axon (Neurit, Fortsetzung des Zellkörpers, der dem Ausgang von nervalen Erregungen aus der Nervenzelle dient; kann bis zu einem Meter lang sein, besitzt Endverzweigungen zur Übergabe der Erregung an die Dendriten anderer Nervenzellen oder an Organzellen, z.B. an Muskelzellen)

Neuropeptide – Botenstoffgruppe im Nervensystem; Endorphine/körpereigene Morphine, Schmerzlinderung durch Blockadewirkung im Rückenmark, Stimmungsaufhellung; Neurotransmitter Substanz P (s.d.)

Neurotransmitter – dienen der Erregungsübertragung an den Synapsen (s.d.) von einem Neuron (s.d.) auf das andere, wobei sie auf das Folgeneuron erregend oder auch hemmend wirken können; zu ihnen gehören die GABA, das Glutamat, das Serotonin, Neuropeptide (s.d.) und weitere (s.a. Botenstoffe)

Nichtentzündlich-rheumatische Erkrankung – s. Degenerativ-rheumatische Gelenkerkrankungen

Nicht-steroidale Antirheumatika (NSAR) – nicht-steroidal bedeutet kortisonfrei; vorwiegend schmerzhemmende Medikamente in der Therapie rheumatischer Erkrankungen, die in der Regel mit anderen langwirkenden, vorwiegend entzündungshemmenden Therapeutika und auch neueren, immunmodulierend wirkenden Substanzen kombiniert werden (müssen)

Non-REM-Schlaf – Schlaf ohne (außer Non-REM 1) Augenbewegungen, wie sie im REM-Schlaf (s.d.) typisch sind; Unterteilung in Non-REM-Stadien 1 bis 4 (s.a. Schlafstadien)

Nozizeptive Hemmung – durch Schmerzen ausgelöste Hemmvorgänge in anderen nervalen Strukturen

Nozizeptoren – freie Nervenendigungen von C- und Aδ-Nervenfasern (s.d.) in Haut, Muskulatur, Gelenken und inneren Organen, überwiegend polymodal (s. Polymodale Sensoren); reagieren auf mechanische, chemische und thermische Reize; von ihnen gehen die nervalen Erregungen aus, die letztendlich zur Schmerzempfindung führen

Ödem – lokale Anreicherung von Gewebsflüssigkeit, z.B. als Entzündungszeichen

Operante Lernvorgänge – s. Konditionierung

Orthostatische Kreislauf-Regulationsstörung – in aufrechter Körperposition (Orthostase) vorkommende ungenügende Regulation im Blutkreislauf auf der Grundlage einer Hypotonie; s.a. Hypotonie

Osteoporose – Erkrankung des Skelettsystems mit Verringerung der Knochenmasse und Beeinträchtigung der Knochenstruktur; verringerte Knochendichte und herabgesetzte Belastbarkeit der Knochen

Oxidation, aerobe, anaerobe – Vorgang, bei dem die vom Organismus benötigte Energie durch biologische Oxidation aus den energiereichen Substanzen Glukose und Fettsäuren direkt oder aus deren Speicherformen gewonnen wird; aerob – die Oxidation läuft unter Verbrauch von Sauerstoff ab; anaerob – die Energiegewinnung erfolgt ohne Verbrauch von Sauerstoff, wird aktiviert, wenn ein aerober Prozess nicht ausreichend Energie verfügbar macht

Parameter – biologische (physiologische) Kenngröße

Parasympathikoton – Verschiebung des Gleichgewichts innerhalb des Autonomen Nervensystems (s.d.) in Richtung der parasympathischen Funktion (Symptome: z.B. Senkung der Herzschlagfrequenz, allgemeine Verlangsamung in Reaktion und Koordination)

Pathogenese – Entwicklungsmechanismus einer Krankheit

Periartikulär – um das Gelenk herum, in der Nähe des Gelenks

Periodische Beinbewegungen im Schlaf – periodisch im Schlaf auftretende Zehenüberstreckungen und Beugungen in Knie- und Sprunggelenken; Beginn mit Zuckungen, die in eine einige Sekunden andauernde Muskelkontraktion übergehen

Periphere arterielle Verschlusskrankheit – betroffen sind in der Regel die unteren Gliedmaßen, Ursache ist nahezu ausschließlich Arteriosklerose („Arterienverkalkung"), die zu Verengungen bzw. zum Verschluss von Arterien und damit zu Durchblutungsstörungen im zugeordneten Versorgungsgebiet führt; Einteilung der Schweregrade: I – Gefäßwandveränderungen, aber keine Beschwerden, IIa – schmerzfreies Gehen über 200 m, IIb – schmerzfreies Gehen bis zu 200 m, III – Ruheschmerz (Horizontallage), IV – Ruheschmerz, Gewebezerstörungen

Peripheres Nervensystem – besteht aus den Hirnnerven (von Hirnstrukturen ausgehend) und den Spinalnerven (vom Rückenmark ausgehend) mit all ihren Verzweigungen

Permeabilität – Durchlässigkeit einer biologischen Grenzschicht für bestimmte Substanzen

Phantomschmerzen – Schmerzen werden im amputierten Körperteil wahrgenommen; treten hauptsächlich bei Hand-, Arm- oder Beinamputierten auf, wenn die amputierten Körperteile vor der Operation schmerzhaft waren; Ursache ist wahrscheinlich in einer veränderten sensorischen Organisation im Gehirn zu suchen

Physikalische Therapien – auch Physiotherapien; Methoden der Physikalischen Medizin, z.B. Thermo- und Hydrotherapien, Kältetherapie, Bewegungstherapien, Atemtherapie, Klimatherapie, Elektrotherapien, Kurortbehandlung

Polymodale Sensoren – Sensoren (s.d.), die in der Lage sind, auf mehrere Reizarten zu reagieren

Polyneuropathien – entzündliche/degenerative Erkrankung im peripheren Nervensystem, häufig bei Stoffwechselerkrankungen und Alkoholismus

Postoperativ – nach dem chirurgischen Eingriff

Präoperativ – vor dem chirurgischen Eingriff

Primäre Kopfschmerzen – je nach Art der Kopfschmerzen typischer Schmerzbefund (Migräne, Spannungskopfschmerz, Clusterkopfschmerz, medikamenteninduzierter Kopfschmerz) ohne mit bildgestützten diagnostischen Methoden nachweisbare organische

Ursache (im Gegensatz zum sekundären Kopfschmerz bei vorliegender organischer Ursache)

Probiotische Therapie – Behandlung von Fehlfunktionen im Immunsystem, die u.a. durch Störungen der Darmflora bedingt sind, mit mikrobiologischen Arzneimitteln (mikrobiologische Therapie); Ziel: Regeneration der Darmflora

Progressive Muskelentspannung/-relaxation (nach Jacobson) – Methode zur Erreichung eines psychophysischen Entspannungszustands auf der Basis der Unterschiedswahrnehmung zwischen angespannter und entspannter Muskulatur

Prophylaxe – Vorbeugung, Verhütung

Propriozeption – s. Tiefensensibilität

Prostaglandine – mehrfach ungesättigte Fettsäuren, Freisetzung bei Entzündungen (Entzündungsmediatoren, s.d.), Sensibilisierung von Nozizeptoren (s.d.); Entzündung und Schmerzen sind rückläufig, wenn die Prostaglandinbildung blockiert wird, z.B. durch Schmerzmittel

Protektiv – schützend

Psoriasis-Arthritis – auch Psoriasisarthropathie; Gelenkerkrankung bei Schuppenflechte

Psychophysisch – Psyche und Körper betreffend, betont die Einheit beider

Purinstoffwechsel – Purinbasen sind Bestandteil der Nukleinsäuren (DNA); beim Abbau von Nukleinsäuren entsteht aus den Purinen Harnsäure, die über den Harn ausgeschieden wird; Störungen führen zur Erhöhung des Harnsäurespiegels im Blut (Gicht)

Raynaud-Syndrom (primäres) – Durchblutungsstörung in Fingern und Zehen durch Spasmus der versorgenden Arterien; typisch Blässe (Blutmangel), Blaufärbung (Blutstau), Rötung (vermehrte arterielle Durchblutung); sekundäres R.-S. kann bei Kollagenosen (s.d.) auftreten

Reaktiv-depressiv – depressive Reaktionslage nach stark belastenden Ereignissen (Anpassungsstörung)

Reaktive Hyperämie – vermehrte Durchblutung nach vorheriger, reizbedingter (z.B. Kältereiz) Minderdurchblutung infolge Engstellung der Blutgefäße

Reflektorisch – unwillkürliche, auf nervalem Wege erfolgende Reaktion (z.B. eines Muskels) auf einen Reiz

REM-Schlaf – Traumschlaf, paradoxer Schlaf; REM – Rapid-Eye-Movements (schnelle Augenbewegungen) – sind das charakteristische Merkmal dieses Schlafstadiums, die mit Hilfe der Elektrookulographie aufgezeichnet werden können; die Augenbewegungen laufen in verschiedenen Ebenen ab; Dauer dieses Schlafstadiums nimmt in der zweiten Nachtschlafhälfte zu

Restless-legs-Syndrom – häufig symmetrisch auftretende Missempfindungen in den Beinen (vor dem Einschlafen) mit starkem Bewegungsdrang; tritt auch bei rheumatischen Erkrankungen auf

Revaskularisierung – Wiederhineinwachsen von Kapillaren in Gewebe mit gestörter Blutgefäßversorgung als Krankheits-, Verletzungs- oder Operationsfolge

Rezeptor – für spezifische innere oder äußere Reize empfindliche gewebliche Struktur mit der Fähigkeit, diese Reize in für die Organe/den Organismus weiter verwertbare Informationen/Erregungen umzubilden (s.a. Thermorezeptoren, Nozizeptoren)

Rheumatoide Arthritis – auch Chronische Polyarthritis; chronisch-entzündlich-rheumatische Erkrankung, ausgelöst durch Störungen im Immunsystem; u.a. entzündliche Prozesse an großen und kleinen Gelenken, die von der Innenhaut der Gelenkkapsel ausgehen

Rückenmark – Teil des Zentralen Nervensystems, befindet sich im Wirbelkanal; enthält die Bahnen für die nervalen Impulse von der Peripherie zum Gehirn (Afferenzen) und vom Gehirn zur Peripherie (Efferenzen); vielfältige neuronale Verschaltungen (z.B. für die Auslösung von Reflexen) und Interaktionen zur Verstärkung oder Hemmung eintreffender nervaler Erregungen; Ein- und Ausgang nervaler Erregungen erfolgen über die Spinalnerven, die aus den Rückenmarksegmenten (s.d.) austreten

Rückenmarksegment – Einteilung des Rückenmarks nach Abgangsebene der Spinalnerven in 31 Segmente; in jedem Segment befinden sich dazugehörige Reflexbögen und Verschaltungen von Neuronen (s.d.); Erregungen in einem Segment können auf andere benachbarte Segmente überspringen (Irradiation); Verbindungen zum Autonomen Nervensystem (s.d.) auf den einzelnen Segmentebenen

Schlafdauer – Zeit zwischen dem Beginn des Schlafstadiums Non-REM 2 und dem endgültigen Aufwachen (s.a. Schlafstadien und -zyklus)

Schlafprofil – graphische Darstellung der Schlafstadienfolge

Schlafstadien – durch physiologische Merkmale (vor allem Hirnstromkurven und Augenbewegungen) gegeneinander abgrenzbare Perioden unterschiedlichen Schlafverhaltens: Wachen, Non-REM-Stadien 1 bis 4 (1 und 2 – Einschlafstadien, oberflächlicher Schlaf, 3 und 4 – Tiefschlafstadien); REM-Stadium – Traumschlaf (s.a. Non-REM- und REM-Schlaf)

Schlafzyklus – auch Non-REM/REM-Zyklus; bezeichnet die Zeit zwischen Beginn einer Non-REM- und dem Ende einer REM-Schlafperiode; die Zyklen werden während des gesunden Nachtschlafs mehrfach (etwa vier- bis fünfmal) durchlaufen

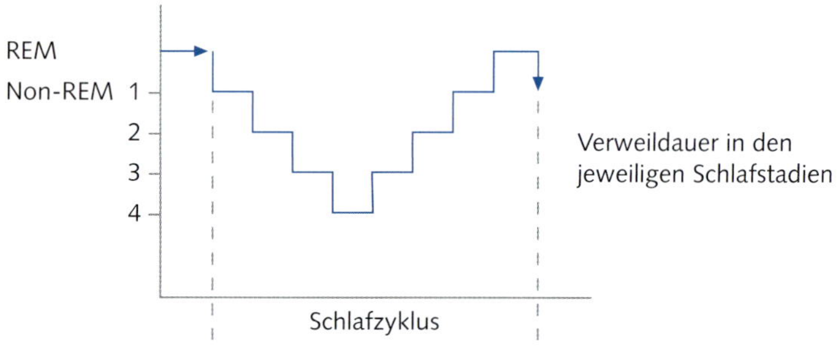

Schmerzgedächtnis – bei chronischen Schmerzen eintretender Zustand der Sensibilisierung von Strukturen im Nervensystem, wahrscheinlich auch unter Einbeziehung hormoneller Systeme, der zu einer verstärkten, reizinadäquaten Schmerzwahrnehmung führt; dabei spielen Lernvorgänge und die Kopplung von Schmerzen an das Verhalten eine Rolle (psychische Faktoren)

Schmerzschwelle – bezogen auf einen schmerzauslösenden Reiz; Reizstärke, die einen Schmerz auszulösen beginnt

Schmerzverhalten – Verhalten bei und gegenüber Schmerzen; kann sowohl zur Abschwächung als auch zur Verstärkung von Schmerzen beitragen; der Terminus wird allerdings häufig negativ belegt, d.h. Schmerzverhalten wird mit Lernvorgängen gleichgesetzt, die zur Schmerzverstärkung führen (s.a. Konditionierung)

Schmerzwahrnehmung – persönlichkeits- und situationsabhängige Wahrnehmung/Bewertung von Schmerzstärken

Schuppenflechte – Psoriasis; immunvermittelte chronisch-entzündliche Erkrankung der Haut, teilweise juckend, einzelne Herde bis ganze Haut; drei Hauptformen: Psoriasis vulgaris (gewöhnliche), Psoriasis pustulosa (mit Eiterbläschen) und Psoriasis-Arthritis (mit Gelenkbeteiligung); Ursachen: genetische Faktoren, Autoimmunreaktion gegen Keratinozyten (s.d.), die die Teilungsrate stark erhöhen; führt zur Schuppung, weitere auslösende Faktoren wahrscheinlich; Frühform beginnt meist im 2. Lebensjahrzehnt; die einzelnen Formen können bei einer Person gleichzeitig auftreten, aber auch nacheinander

Sekundäre Insomnie – Schlafstörung infolge einer anderen Erkrankung

Sensibilisierung – immunologischer Begriffsinhalt: Aktivwerden von Immunzellen; neuronaler Begriffsinhalt: Aktivitätssteigerung/Übererregbarkeit von nervalen Strukturen, wie Rezeptoren oder Synapsen (Schaltstellen zwischen Nervenzellen)

Sensomotorik – Funktionseinheiten von Motorik und sensorischen Systemen, s.a. Motorik, Sensoren

Sensoren – Rezeptoren, Sinneszellen; Nervenzellen/freie Nervenendigungen, die durch ihre spezialisierte Struktur in der Lage sind, Reize aus Körper und Umwelt in Erregungen umzuwandeln und diese in das Nervensystem einzuspeisen

Serotonin – Neurotransmitter (s.d.); Bedeutung für die Schmerzwahrnehmung, Wirkung in absteigenden hemmenden Nervenbahnen im Rückenmark; als Neurohormon auch für das Schlafverhalten von Bedeutung; peripher schmerzfördernd

Sinnesmodalitäten – Sinne (Gesichts-, Gehör-, Geschmacks-, Geruchs-, Tast-, Gleichgewichts-, Temperatur-, Lagesinn); jede Modalität verfügt über entsprechende Sensoren (Rezeptoren), Leitungsbahnen und eine zentrale Verarbeitung; die Bahnen der einzelnen Modalitäten sind kon- und divergierend miteinander verschaltet, wodurch ihr Zusammenspiel gesichert wird

Somnopolygramm – Somnopolygraphie, Schlafpolygramm; Aufzeichnung von physiologischen Signalen, die den Schlaf/die Schlafstadien charakterisieren, wie Hirnstromkurven (EEG), Augenbewegungen, Muskelaktivitäten, Atmung, Atemgeräusche, Herzaktionen, Sauerstoffsättigung des Bluts; Aufzeichnung erfolgt im Schlaflabor, reduziert auch ambulant möglich

Spannungskopfschmerz – dumpfer und drückender, auch ziehender Kopfschmerz (beidseitig, auch den ganzen Kopf erfassend), der episodisch oder chronisch auftreten kann

γ-Spindelschleife – nervale Verbindung der γ- und α-Motoneuronen (s.d.) im Rückenmark, die der fein abgestuften Innervation der Muskelzellen dient

Spinale Motorik – die sog. elementaren Abläufe der Motorik (s.d.), die im Rückenmark auf der Basis von Reflexen (spinale motorische Reflexe) vonstatten gehen; Prinzip: ein sensorischer Impuls trifft im Rückenmark ein und löst dort einen fördernden oder hemmenden Einfluss auf eine Muskelaktion aus; diese Reflexe werden aber durch übergeordnete (motorische) Zentren modifiziert

Stützmotorik – Teil der Motorik (s.d.), der für die Positionierung des Körpers im Raum zuständig ist (Stabilität des menschlichen Körpers im Schwerefeld der Erde), Voraussetzung für die Zielmotorik (s.d.)

Stütz- und Halteapparat (der Wirbelsäule) – Muskeln und Bänder, die der Wirbelsäulenfunktion dienen; auch auf den Körper in seiner Gesamtheit bezogen

Subkortikaler Bereich – unter der Hirnrinde gelegen

Substanz P – Neuropeptid (s.d.), Neurotransmitter (s.d.) ; Übertragung von Schmerzsignalen, Wirkungssteigerung von Entzündungsmediatoren (s.d.), wirkt erregend auf Folgeneuron (s.a. Neuron)

Superkompensation – Trainingseffekt, der im Ergebnis der Regenerationsprozesse des Stoffwechsels nach hoher physischer Belastung und damit verbundenem zunehmenden Leistungsabfall eintritt; das durch die Superkompensation erreichte Leistungsvermögen übertrifft das Ausgangsniveau

Sympathikoton – Verschiebung des Gleichgewichts innerhalb des Autonomen Nervensystems (s.d.) in Richtung der sympathischen Funktion (Symptome: z.B. erhöhte vegetative Erregbarkeit, erhöhte Herzschlagfrequenz, Schlafstörungen)

Synapse – Übertragungsstelle von Erregungen zwischen Neuronen (Nervenzellen) oder Neuronen und anderen Zellen mit Hilfe von Neurotransmittern (s.a.d.)

Synovitis – Entzündung der Gelenkinnenhaut

Tender points – schmerzempfindliche Punkte; bei der Fibromyalgie: definierte Punkte über Muskel- und Sehnenansätzen/Gelenken, die bei einem definierten Druck übermäßig stark schmerzhaft sind

Tendopathie – schmerzhafte Bindegewebserkrankung der Sehnenansätze (chronische Überbelastung)

Thalamus – kernreiche Region im Zwischenhirn; Sammlung und Verschaltung von Afferenzen (s.d.) aus Sinnesorganen; Filterfunktion zur Verhinderung der Weiterleitung von unwichtigen Informationen („Chaosprophylaxe"); Verbindungen zum Limbischen System (s.a.d.) und zur Großhirnrinde (s.a. Menschliches Gehirn)

Thermoregulationszentrum – Regulation der Wärmeproduktion und –abgabe, befindet sich im Hypothalamus (s.d.)

Thermorezeptoren (der Haut) – freie Nervenendigungen von Aδ-Nervenfasern (s.d.); Warm- und Kaltsensoren, letztere liegen oberflächlicher als die Warmsensoren

Thrombophlebitis – Entzündung in einem venösen Blutgefäß bei Bildung eines Blutpfropfes (Thrombus)

Tiefensensibilität – Propriozeption; Wahrnehmung über Position von Gliedern, Bewegungen und Körperlage; Sensoren der Tiefensensibilität befinden sich in der Muskulatur, in Gelenken und Sehnen, sie reagieren auf mechanische Reize (Mechanorezeptoren)

Tiefschlaf – als Tiefschlaf gelten die Non-REM-Stadien 3 und 4 (langsame Aktivitäten in der Hirnstromkurve), vorwiegend in der ersten Hälfte des Nachtschlafs, mit zunehmendem Alter ist die Gesamtdauer des Tiefschlafs rückläufig

Traumschlaf – s. REM-Schlaf

Trauma, physisches, psychisches – physisches: Schädigung von Organen oder des Körpers durch äußere Einwirkung; psychisches: die Psyche stark belastendes Ereignis, häufig mit anhaltenden seelischen Störungen verbunden

Triglyzeride – Neutralfette, bestehend aus Glyzerin und Fettsäuren

Trochanter major – großer Rollhügel, seitlicher Knochenvorsprung am oberen Ende des Oberschenkelknochens; Muskelansatz

Tumornekrosefaktor α – Zytokin (s.d.), Aktivator von Immunzellen

Übersäuerung (des Muskels) – Bezeichnung des Zustands des Muskels, bei dem es durch eine erhöhte Konzentration von Laktat (s.d.) infolge anaerober Oxidation (s.d.) zu einer Leistungseinschränkung gekommen ist

Vaskulitiden, primäre, sekundäre – Erkrankungen mit entzündlicher Beteiligung der Blutgefäßwände; sekundäre Vaskulitiden bei Autoimmunerkrankungen, z.B. bei der Rheumatoiden Arthritis

Vasodilatation – Erweiterung von Blutgefäßen

Vasokonstriktion – Engstellung von Blutgefäßen

Vegetatives Nervensystem, Vegetativum – s. Autonomes Nervensystem

Verhaltenstherapie – psychotherapeutische Arbeitsrichtung mit konkreter, auf die jeweilige Störung/Erkrankung bezogener Zielstellung; verfolgt eine Änderung von krankheitsursächlichem Problemverhalten

Verlängertes Mark – unterer Teil des Hirnstamms, Übergang zum Rückenmark; im verlängerten Mark kreuzen die auf- und absteigenden Nervenbahnen (Wechsel von rechts nach links und umgekehrt; z.B. Nervenbahnen, die die Muskulatur der linken Körperhälfte innervieren, stammen aus der rechten Großhirnhälfte)

Viskosität – Fließvermögen

Willkürinnervation – der bewussten Steuerung unterliegende Funktion des Nervensystems, z.B. programmgesteuerte Erregung der Muskulatur im Rahmen der Zielmotorik (s.d.)

Wirbelsäulensyndrom – meistens den Lenden- oder Halswirbelsäulenbereich betreffende, akute oder chronische schmerzhafte Zustände, die in degenerativen Veränderungen oder anderen Erkrankungen der Wirbelsäule ihre Ursache haben

Zelluläre Entzündungsreaktion – das Aktivwerden von am Ort der Entzündung vorhandenen bzw. durch den Entzündungsreiz „angelockten“ Granulozyten und Makrophagen (s.d.); bei primär chronischen Entzündungen, z.B. der Rheumatoiden Arthritis, wird der entzündliche Prozess durch autoaggressive Immunreaktionen bewirkt (s.a. Autoimmunerkrankung)

Zelluläre Immunkomponenten – Zellen des Immunsystems, die an der unspezifischen (durch Makrophagen und Granulozyten, sog. Fress- und Killerzellen) und spezifischen (durch T-Zellen mit mehreren Untergruppen) Immunabwehr beteiligt sind

Zentrale Antriebe (der Muskulatur) – Erregungen aus zentralen motorischen Zentren, die über die α- und γ-Motoneuronen (s.d.) den Muskelfasern (nach Umschaltung im Rückenmark) zugeleitet werden

Zentrale Hemmung – nervale Hemmfunktionen, die vom Gehirn ausgelöst und über absteigende Bahnen im Rückenmark wirksam werden; spielen für die Kontrolle des afferenten (s.d.) Zustroms eine wichtige Rolle, begleiten aber auch modulierend efferente (s.d.) nervale Erregungen; dieser Mechanismus dient der Ausgeglichenheit der ausgelösten (z.B. muskulären) Effekte

Zentrale Muskelspastik – spastischer Zustand der Muskulatur bei zentraler Ursache (Zentrales Nervensystem)

Zentrales Aktivitätsniveau – auch als Vigilanz bezeichnet; Steuerung von Wachheitsgrad, Konzentrationsvermögen und Handlungsbereitschaft durch das Zentrale Nervensystem (s.d.); unterliegt physiologischen Schwankungen, die in kürzeren oder längeren Rhythmen ablaufen (Schwankungen während des täglichen Wachzustands, so genannte ultradiane Rhythmen, Schlaf-Wach-Rhythmus als circadianer Rhythmus, aber auch Rhythmen, die z.B. an Lebensabschnitte gebunden sind); s.a. Formatio reticularis

Zentrales Nervensystem – besteht aus Gehirn und Rückenmark

Zervikogener Kopfschmerz – einseitiger und seitenkonstanter, im Nacken beginnender und nach vorn ausstrahlender Dauerkopfschmerz (Attacken möglich) bei schmerzhafter Beweglichkeitseinschränkung des Kopfes

Zielmotorik – motorische Leistungen zur Durchführung gezielter Bewegungen, eng mit der Stützmotorik verknüpft (s.a. Motorik, Stützmotorik)

Zwischenhirn – Teil des Gehirns, der sich zwischen Groß- und Mittelhirn befindet; vorwiegend Informationsverschaltung zwischen beiden

Zwischenneuron – Nervenzellen im Zentralen Nervensystem (s.d.), die in Nervenbahnen und Reflexbögen zwischengeschaltet sind; verbinden andere Nervenzellen miteinander und wirken dabei hemmend oder erregungssteigernd

Zytokine – Botenstoffe des Immunsystems, unter deren Einfluss die Zellen der unspezifischen und spezifischen Immunabwehr ihre Aktivität entfalten; Bestandteile der unspezifischen humoralen Immunabwehr

11. Anhang

Die in den Abschnitten 11.1 bis 11.3 enthaltenen Kurzinformationen zur Ganzkörperkältetherapie, die Hinweise und Verhaltensregeln sowie die Arbeitsplatzanweisung sind als Beispiele zu verstehen. Sie basieren auf mehrjährigen Erfahrungen. Obwohl schon in anderen Zusammenhängen dargestellt, wurden sie hier noch einmal zusammengefasst, um dem Patienten die Möglichkeit zu geben, sich bei Bedarf, zum Beispiel vor Beginn der Therapie, in aller Kürze zu informieren und Urteilsfähigkeit, aber auch Verständnis für das Verhalten während der Therapie und für die Tätigkeit des betreuenden Personals zu entwickeln.

Das Ausgangsmaterial, einschließlich der Abbildungen, für die kurzen technischen Erläuterungen in den Abschnitten 11.4 und 11.5 wurde dankenswerterweise von der Firma Zimmer Elektromedizin, Neu-Ulm, zur Verfügung gestellt.

11.1 Kurzinformation zum Wesen sowie zu den Indikationen und Gegenindikationen der Ganzkörperkältetherapie

Die Anwendung von Kälte zu therapeutischen Zwecken ist ein altes Verfahren. Bereits die griechischen Ärzte der Antike nutzten Kälte zur Behandlung von Schmerzen. Heute wird Kälte in verschiedensten Formen zur lokalen Behandlung, zum Beispiel von entzündlichen Prozessen, Gewebeschwellungen sowie akuten und chronischen Schmerzzuständen eingesetzt.

Im Unterschied zur lokalen Kälteanwendung ist die Ganzkörperkältetherapie ein neues Verfahren, das um 1980 in Japan entwickelt wurde und inzwischen in Europa eine weite Verbreitung gefunden hat.

Die Ganzkörperkältetherapie unterscheidet sich grundsätzlich von der lokalen Kälteanwendung. Während es sich bei Letzterer – wie es der Name sagt – um eine hauptsächlich örtlich begrenzte Kältewirkung handelt, entfaltet die Ganzkörperkältetherapie eine so genannte systemische Wirkung, die den gesamten Organismus betrifft. Diese systemische Wirkung kommt überwiegend auf nerval-reflektorischem Wege zustande, wobei während und nach der Kälteeinwirkung biochemische, hormonelle und immunmodulatorische Vorgänge ausgelöst werden. Sie ist eine physikalische Kurzzeittherapie.

Die Wirkungskomponenten der Ganzkörperkältetherapie lassen sich wie folgt zusammenfassen:

- Schmerzlinderung beziehungsweise Schmerzaufhebung,
- Entzündungshemmung, Immunmodulation,
- Regulation des Muskeltonus, Verbesserung der Muskeldurchblutung, Ökonomisierung des Muskelstoffwechsels und Modifizierung der neuronalen Aktivierung,
- Funktionsverbesserung der Gelenke,
- Regulation des zentralen Aktivitätsniveaus, psychophysische Leistungsstimulierung, Förderung des Wohlbefindens und
- Ökonomisierung im Herz-Kreislaufsystem und des Energiehaushalts.

Hiervon ausgehend wird die Ganzkörperkältetherapie hauptsächlich bei
- entzündlich-rheumatischen Erkrankungen (Chronische Polyarthritis, Morbus Bechterew),
- degenerativen Erkrankungen des Skelettsystems (Arthrosen und Erkrankungen der Wirbelsäule),
- stumpfen Verletzungen der Muskulatur und Gelenkschwellungen,
- schmerzhaften Sehnenansätzen (Tendopathien),
- chronischen Schmerzen unterschiedlicher Ursache, Schmerz- und Stressverarbeitungsstörungen (Fibromyalgie),
- spastischen Zuständen der Muskulatur (Multiple Sklerose, zentrale Spastik), Verspannungen,
- Schuppenflechte mit und ohne Gelenkbeteiligung,
- Neurodermitis, Asthma bronchiale,
- Störungen des zentralen Aktivitätsniveaus (chronische Schlafstörungen, Burn-out-Syndrom, depressive Reaktionslagen),
- allgemeiner Leistungsminderung und
- primären hypotonen Kreislaufregulationsstörungen

angewendet.

Bei Vorhandensein bestimmter Erkrankungen darf die Ganzkörperkältetherapie nicht (absolute Gegenindikationen) oder nur unter Vorbehalt (relative Gegenindikationen) angewendet werden. Die folgende Aufzählung ist als ein Anhalt zu verstehen.

Absolute Gegenindikationen
- unbehandelter Bluthochdruck mit Werten über 160/90 mm Hg,
- Herzinfarkt, der weniger als ein halbes Jahr zurückliegt,
- dekompensierte Erkrankungen des Herz-Kreislauf- und Atmungssystems,

- periphere Durchblutungsstörungen,
- instabile Angina pectoris,
- Herzschrittmacher,
- abgelaufene Venenthrombosen, akute Venenentzündungen,
- akute Erkrankungen der Atemwege,
- akute Nieren-/Harnwegserkrankungen,
- schwere Blutarmut,
- Kälteallergien,
- Tumorerkrankungen,
- Anfallsleiden und
- Hautinfektionen.

Relative Gegenindikationen
- Herzrhythmusstörungen, Herzklappenfehler, Zustand nach Herzoperationen, ischämische Herzkrankheit,
- Raynaud-Syndrom,
- Polyneuropathien,
- Immunsuppression,
- Schwangerschaft (ab 4. Monat),
- Vaskulitiden und
- Klaustrophobie.

Die therapeutische Wirksamkeit der Ganzkörperkälteanwendungen liegt im Bereich von etwa -110 °C bis -100 °C. Tiefere Temperaturen scheinen zu therapeutischen Zwecken nicht erforderlich zu sein. Die gegenwärtig zur Verfügung stehenden Kältetherapiekammern bestehen in ihrer Grundform aus drei durch Türen verbundene Sektionen mit Temperaturen von jeweils -10 °C, -60 °C und -110 °C. Die ersten beiden Kammern haben eine Schleusenfunktion. Sie dienen dazu, in der eigentlichen therapeutischen Sektion die Temperatur von -110 °C bis -100 °C aufrechtzuerhalten.

Die Ganzkörperkältetherapie wird ärztlich verordnet. Dabei werden Indikationen und Gegenindikationen sorgfältig geprüft. Sie soll im Regelfall täglich zweimal, unter bestimmten Bedingungen auch dreimal, angewendet werden. Mindestens eine Stunde vor und auch eine Stunde nach der Therapie sollten keine körperlich stark beanspruchenden Behandlungen beziehungsweise sportliche Aktivitäten erfolgen. Bei Einsatz der Ganzkörperkälte zum Zweck der sportlichen Leistungssteigerung wird sie dagegen in das

Training beziehungsweise in die unmittelbare Wettkampfvorbereitung einbezogen. Wärmeanwendungen sollten vermieden werden.

Bereits während des Aufenthalts in der Kältetherapiekammer werden die Schmerzen gelindert und die Muskulatur entspannt. Diese Effekte halten etwa zwei bis vier Stunden an. In dieser Zeit sollten die bewegungstherapeutischen Übungen erfolgen, da die schmerzbedingten Gelenksperren gemindert oder auch gänzlich aufgehoben sind.

Um einen therapeutischen Langzeiteffekt zu erreichen, sind indikationsabhängig zwischen zehn und dreißig Expositionen in der Kältekammer zu empfehlen. Bei gutem Therapieerfolg kann daran gedacht werden, die bisher eingenommenen Medikamente, besonders Schmerzmittel, zu reduzieren beziehungsweise abzusetzen. Das sollte nicht eigenmächtig, sondern nur nach Konsultation des behandelnden Arztes erfolgen.

Bei bestimmten Indikationen – zum Beispiel Chronische Polyarthritis, Morbus Bechterew, Arthrosen, Fibromyalgie, Multiple Sklerose oder bei der Schuppenflechte und der Neurodermitis sollte die Kältetherapie in Halbjahresabständen wiederholt werden.

11.2 Hinweise und Verhaltensregeln zur Ganzkörperkältetherapie

Die Ganzkörperkältetherapie ist prinzipiell nebenwirkungsfrei. Voraussetzung dafür ist allerdings die Befolgung einiger sehr einfacher Regeln.

In den kältetherapeutischen Zentren sind Informationsmaterialien verfügbar, mit deren Hilfe eine gute Vorbereitung auf die Therapie möglich ist. Die hier dargelegten Hinweise und Verhaltensregeln sind deshalb nur als ein orientierender Anhalt zu verstehen.

Hinweise

1. Vermeiden Sie unmittelbar vor der Therapie körperliche und thermische Belastungen. Der Weg zur Therapie ist nicht in Eile zurückzulegen. Richten Sie sich zeitlich so ein, dass Sie vor der Kältetherapie einige Minuten sitzend ausruhen können. So vermeiden Sie den unerwünschten Blutdruckanstieg.
2. Sie tragen handelsübliche Badebekleidung ohne metallische Accessoires, Ohren- und Atemschutz (Letzteren erst unmittelbar vor dem Kammergang schließen), wärmende Handschuhe und Socken sowie festes Schuhwerk.
3. Haut und Kopfhaare müssen trocken sein, es dürfen keine Cremes,

Gele oder Öle aufgetragen sein. Brillen, Kontaktlinsen, Hörgeräte und Schmuck müssen entfernt werden.

4. Bei akuten Infekten oder anderen im Interim aufgetretenen Erkrankungen verbietet sich in der Regel die Ganzkörperkältetherapie. In jedem Fall ist der behandelnde Arzt zu konsultieren.
5. Lokal begrenzte, persistierende Hautrötungen müssen in Absprache mit dem Therapeuten durch textile Auflagen (Verband) vor weiterer direkter Kälteeinwirkung geschützt werden. Trotz Kälteschutz nicht abklingende Rötungen, andere Hautverfärbungen, Bläschenbildung, andauernde Missempfindungen (besonders an den Fingern) bedürfen der ärztlichen Beurteilung.

Verhaltensregeln

1. Folgen Sie beim Betreten der Kältetherapiekammer und während der Therapie den Anweisungen des Therapeuten. Er hat zu Ihnen ständig Sichtkontakt. Außerdem sind Sie über eine Gegensprechanlage mit ihm verbunden.
2. Berühren Sie in der Kältetherapiekammer keine Gegenstände mit der ungeschützten Haut.
3. Atmen Sie zu Beginn des ersten Kammergangs bewusst ruhig und nicht zu tief ein, aber betont aus.
   Die kalte Luft ist verdichtet und dehnt sich bei Erwärmung in der Lunge aus. Danach stellen sich die erforderliche Atemfrequenz und –tiefe automatisch ein.
4. Die Aufenthaltsdauer in den beiden Vorkammern sollte jeweils 10 Sekunden betragen, die in der therapeutischen Sektion maximal drei Minuten. Bewegen Sie sich langsam im Kreis, vermeiden Sie abrupte und zu schnelle Arm- und Beinbewegungen. Die Arme sollen während der Bewegung nicht den Körperstamm berühren.
5. Der Therapeut informiert Sie über die Gegensprechanlage über die aktuelle Aufenthaltsdauer in der Kältetherapiekammer. Wenn notwendig (gestörtes Wohlbefinden) können Sie die Kältetherapiekammer auch vorzeitig verlassen.
6. Nach Verlassen der Kältetherapiekammer kleiden Sie sich sofort wieder an (Bademantel, Sportanzug). Verzögert sich die Wiedererwärmung wiederholt, sollte die Expositionsdauer um eine halbe bis eine Minute verkürzt werden.

11.3 Arbeitsplatzanweisung für die Ganzkörperkältetherapie (Beispiel)

Im Interesse der Patientensicherheit sollten die Pflichten des ausführenden Therapeuten in einer Arbeitsplatzanweisung geregelt sein. Die hier aufgeführten Regelungen beziehen sich auf die Pflichten

- zur Vorbereitung des Patienten,
- während der Therapie und
- zur Betreuung unmittelbar nach Beendigung des Kammeraufenthalts.

Es wird davon ausgegangen, dass sich der behandelnde Arzt während der Therapie „im Hause" befindet.

Die Vorbereitung umfasst

1. die Einweisung der erstmals zur Behandlung erscheinenden Patienten:

- trockene, applikationsfreie Körperoberfläche
- ordnungsgemäßes Anlegen des Atem- und Akrenschutzes
- Bedienung der Türgriffe
- langsame Bewegungen in der Kältekammer
- Hinweis auf die Angabe persistierender Rötungen oder anderer Hauterscheinungen nach der Therapie
- Hinweis auf das jederzeit mögliche Verlassen der Kältekammer

Anmerkung: Stark gehbehinderte beziehungsweise auf den Rollstuhl angewiesene Patienten und Kinder dürfen die Kältekammer nur in Begleitung geschulten Personals/der Eltern betreten.

2. das Feststellen der aktuellen Therapietauglichkeit:

- Blutdruckmessung (Messung im Ruhezustand, Grenzwert 160/90 mm Hg, bei geringfügiger Überschreitung Wiederholungsmessung nach fünf Minuten, bei erneuter Überschreitung Therapieausschluss und Information des Arztes)
- akute Erkrankungen (Verschlechterung des Allgemeinzustands oder des zu therapierenden Krankheitsbilds, Beschwerden im Bereich der Atem- und Harnwege)
- Hautbefund (Trockenheit, Erfrierungs-, Entzündungszeichen, Applikationen)

3. die Kontrolle des ordnungsgemäßen Atem- und Akrenschutzes und gegebenenfalls Veranlassung zusätzlichen lokalen Hautschutzes.

Die Betreuung während der Therapie umfasst

1. die visuelle Verhaltenskontrolle (gleichmäßig ruhige Bewegung der Gliedmaßen), Sichtkontrolle des Atem- und Akrenschutzes, gegebenenfalls Korrekturhinweise
2. die Beobachtung des ordnungsgemäßen Öffnens und Schließens der Kammertüren
3. die Angabe der bereits verstrichenen Aufenthaltsdauer und mindestens alle 30 Sekunden eine Befindlichkeitsabfrage.

Die Betreuung unmittelbar nach der Therapie umfasst

1. die Blutdruckkontrolle (bei systolischem Wert über 180 mm Hg Wiederholungsmessung nach fünf Minuten, bei persistierendem hohen Blutdruck beziehungweise bei einem systolischen Wert über 200 mm Hg ist der behandelnde Arzt zu informieren; der Patient verbleibt bis zur Normalisierung des Blutdrucks unter Kontrolle, die Gegenindikationsstellung ist zu überprüfen)
2. die visuelle Kontrolle des Hautzustands
3. die Abfrage der Befindlichkeit.

11.4 Technische Erläuterungen zur Kältetherapiekammer

Kältekammern bestehen in der Standardausführung aus zwei Vorkammern und einer Therapiekammer sowie der kältetechnischen Anlage und der Bedienungseinheit (Abbildungen 11.1 und 11.2).

Die Innenmaße der Therapiekammer betragen etwa 220 x 220 cm. Damit bietet dieser Raum ausreichend Platz für die gleichzeitige Behandlung von zwei bis vier Personen.

Das Prinzip des 3-Kammersystems (-10 °C, -60 °C, -110 °C) sorgt für eine zweistufige Luftentfeuchtung, wodurch die Luft in der Therapiekammer absolut trocken ist (angenehme Kälte) und gute Sichtverhältnisse herrschen (keine Nebelbildung). Zur Nebelfreiheit trägt außerdem die gleichmäßige und laminare Luftzuführung bei.

Andererseits wird durch das Vorschalten der -10 °C-Kammer verhindert, dass die aufwändig erzeugte Kaltluft der -60 °C-Kammer bei jedem Therapiegang verloren geht. Die Temperatur von -60 °C in der mittleren Kammer ist wiederum Voraussetzung für eine im Bereich von -110 °C ±3 % konstante therapeutische Temperatur. Die beiden Vorkammern erfüllen also eine Schleusenfunktion.

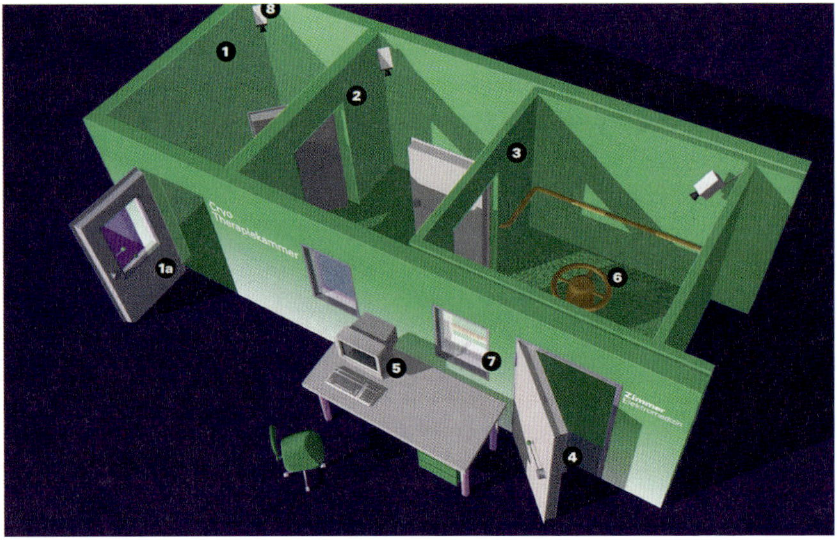

Abb. 11.1 Sicht auf die Vorkammern und die Therapiekammer:

1. *Erste Schleusenkammer -10 °C*
1.a *Eingang*
2. *Zweite Schleusenkammer -60 °C*
3. *Therapiekammer -110 °C*
4. *Notausgang (automatisch u. manuell)*
5. *Überwachungs- und Steuerungs-PC*
6. *Handläufe aus Holz*
7. *Thermoregulierte Fenster*
8. *Videoraumüberwachung*

Der Kälteerzeugung dient eine dreistufige Kompressoranlage, die nach dem Kühlschrankprinzip arbeitet.

Die Kälteleistung ist in der Regel für zwanzig Therapien in der Stunde mit einer jeweiligen Dauer von bis zu drei Minuten ausgelegt.

Die Kältetherapiekammern bieten höchsten Sicherheitsstandard. Dazu gehören:

- rutschfester Fußbodenbelag,
- leichtgängige Türverriegelungen, Nottür im Therapieraum,
- Videoüberwachung mit Darstellung aller Innenräume auf einem Farbmonitor (außerdem Sichtkontakt durch große Fenster),
- dauergeschaltete Gegensprechanlage,
- Temperaturüberwachung auf dem Farbmonitor,

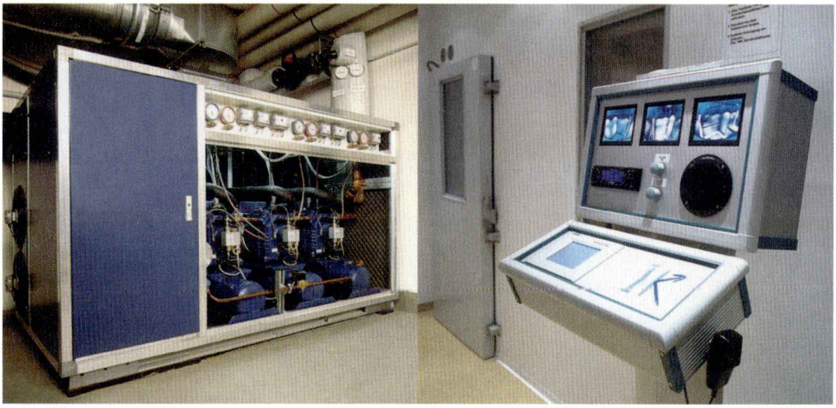

Abb. 11.2 Kältetechnische Anlage und Bedienungseinheit einer Kältetherapiekammer

- unterbrechungsfreie Stromversorgung (Beleuchtung, Video- und Gegensprechanlage bleiben bei Stromausfall 15 Minuten in Betrieb) und
- Notausschalter am Überwachungsplatz.

Zum ohnehin hohen Komfort der gesamten Anlage tragen außerdem die gediegene Holzverkleidung der Innenwände und eine Musikanlage in der Therapiekammer bei.

11.5 Technische Erläuterungen zur lokalen Kaltlufttherapie

Der lokalen Kaltlufttherapie stehen heute moderne, leicht bewegliche, für den klinischen, ambulanten und auch für den häuslichen Gebrauch geeignete Geräte zur Verfügung (Abbildung 11.3).

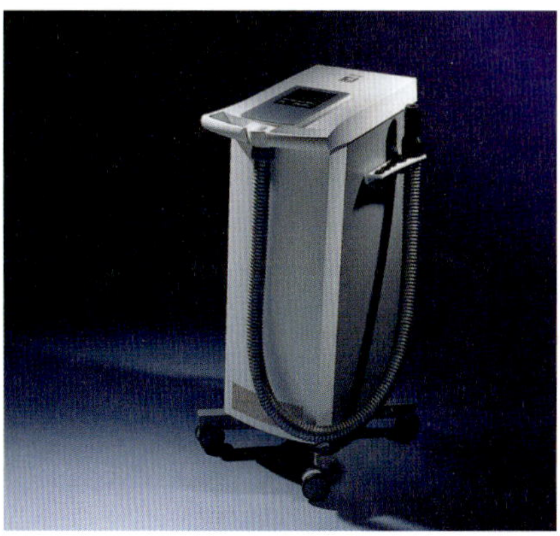

Abb. 11.3 Kaltlufttherapiegerät der Fa. Zimmer Elektromedizin, Neu-Ulm

Die Geräte sind leicht bedienbar, das Prinzip ist therapeutisch hoch wirksam. Kaltlufttherapiegeräte saugen Raumluft an, entziehen der angesaugten Luft die Feuchtigkeit und kühlen sie auf etwa -30 °C ab. Die konstant temperierte, trockene Kaltluft wird mit Hilfe eines Schlauchs auf die zu behandelnden Körperpartien geleitet. Die Strömungsgeschwindigkeit ist regulierbar. Unterschiedliche Durchmesser der Luftaustrittsdüsen (zwischen 5 und 20 mm) gestatten sowohl eine Flächen- als auch eine Punktapplikation. Die Therapiedauer liegt zwischen 30 Sekunden und wenigen Minuten, womit die Vorteile der Kurzzeitkältetherapie zur Geltung kommen.

12. Stichwortverzeichnis